DE

LA FOLIE

A

LA MÉNOPAUSE

PAR

Henri GUIMBAIL
Docteur en médecine de la Faculté de Paris,
Interne en médecine à l'asile public d'aliénés de la Roche-sur-Yon (Vendée).

PARIS
A. DELAHAYE et E. LECROSNIER, LIBRAIRES-ÉDITEURS
PLACE DE L'ÉCOLE-DE-MÉDECINE

1884

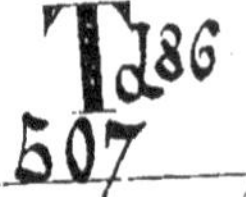

DE

LA FOLIE

A

LA MÉNOPAUSE

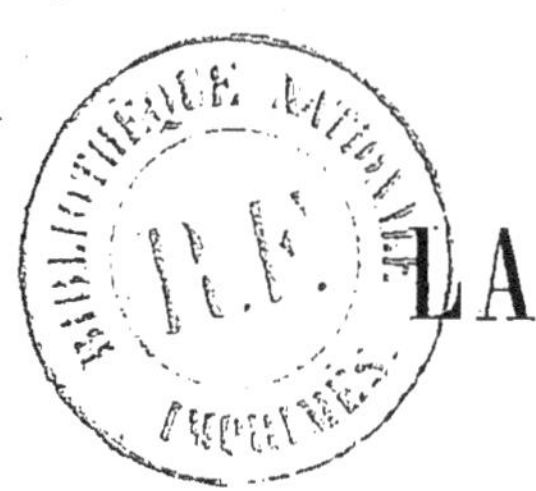

PAR

Henri GUIMBAIL
Docteur en médecine de la Faculté de Paris,
Interne en médecine à l'asile public d'aliénés de la Roche-sur-Yon (Vendee).

PARIS
A. DELAHAYE et E. LECROSNIER, LIBRAIRES-EDITEURS
PLACE DE L'ÉCOLE-DE-MÉDECINE

1884

A LA MÉMOIRE DE MON PÈRE

A LA MÉMOIRE DE MA MÈRE

Pieux hommage à leur souvenir vénéré.

A LA MÉMOIRE DE MON GRAND-PERE

Docteur-médecin aux Herbiers (Vendée),
Ancien élève et ami de Dupuytren,

ET DE

MA GRAND'MÈRE BENIGNE DENFER DU FIEF

A M. H. PÉRIER

Conseiller général, ancien maire de la Roche-sur-Yon.

Ami dévoué de la famille.

A MON PRÉSIDENT DE THÈSE

M. LE PROFESSEUR BALL

Médecin de l'hôpital Sainte-Anne,

Chevalier de la Légion d'honneur.

A MES CHEFS

A M. NETHER

Receveur-économe de l'asile d'aliénés de la Roche-sur-Yon.

A MADAME L. NETHER

A MONSIEUR ANGEBAULT

Ancien notaire à Fontenay-le-Comte (Vendée).

A MADAME ANGEBAULT

DE LA FOLIE

A LA MÉNOPAUSE

INTRODUCTION.

Varron divisait l'existence humaine en cinq périodes ainsi établies : de 0 à 15 ans la période d'organisation ; de 15 à 30 ans, la période d'évolution ; de 30 à 45 ans, la période d'état ; de 45 à 60 ans, la période d'involution ; de 60 à 75 ans, la période d'insénescence.

Les statistiques que nous avons consultées nous ont révélé que chez les hommes et surtout chez les femmes la proportion des aliénés était beaucoup plus considérable à la deuxième et à la troisième de ces périodes réunies, qu'aux trois autres.

Cherchant la raison de cette différence nous avons trouvé, en nous appuyant sur nos observations personnelles et sur d'autres, que deux grandes perturbations de l'organisme se produisaient à ces deux périodes et que c'était à elles que nous devions attribuer l'augmentation qui nous avait étonné.

Nous avons nommé la puberté et surtout la ménopause.

Nous réservant d'étudier plus tard la première dans ses rapports avec la folie nous avons, depuis le commencement de notre internat, amassé quelques matériaux qui feront l'objet de cette étude à propos de la seconde.

Nous ne prétendons à aucune innovation, mais au seul mérite d'avoir coordonné le résultat de nos recherches personnelles, et d'avoir, par cet essai, attiré l'attention des observateurs sur l'étude nouvelle des *rapports de la ménopause avec la folie.*

Puissions-nous ne pas être resté trop au-dessous de notre tâche!

Les conseils de M. le Dr Cullerre, médecin en chef, directeur de l'Asile d'aliénés de la Roche-sur-Yon, nous ont été utiles : nous tenons à le remercier, au commencement de cette étude, d'avoir bien voulu guider nos pas inexpérimentés dans des sentiers difficiles à parcourir.

CHAPITRE PREMIER.

On a beaucoup écrit sur la ménopause : les désordres physiques qu'elle produit et qui lui ont si justement valu la dénomination d'âge critique ont été l'objet de volumineux travaux. Qu'a-t-on dit des désordres moraux qu'elle soulève, plus terribles encore que les troubles de la santé? Il ne nous a malheureusement pas été permis de nous mettre en rapport avec les écrits d'un grand nombre de médecins, mais les seuls qui, en pareille matière, puissent faire autorité, nous voulons parler des aliénistes, sont à peu près muets à cet égard. Ils constatent à la vérité que l'âge critique est une cause sérieuse d'aliénation mentale, mais dans quel rapport, mais pourquoi, mais sous quelle forme? Nos recherches ne nous ont pas appris leur opinion à ce propos.

Ce qui reste hors de doute, c'est que depuis les siècles les plus reculés de l'histoire de la médecine, la connexion intime qui, au point de vue de la sympathie morbide, unit l'utérus au reste de l'économie, a été l'objet de l'attention de la plupart des auteurs.

« Là, dit Hippocrate se trouve le point de départ de mille maux : Tota mulier est in utero ».

Platon et Arétée en avaient fait un animal capable de mouvement et de sentiment, s'élançant du bassin à la gorge au milieu des attaques convulsives de l'hystérie.

Van Helmont le regardait comme un centre vital presque aussi énergique que le centre épigastrique.

L'opinion des auteurs modernes au sujet du retentissement des troubles utérins et en particulier de l'âge critique sur l'encéphale est des plus formelles :

Pinel (1) assigne à la ménopause un des premiers rangs comme cause déterminant l'aliénation mentale.

« Je jette un voile, s'écrie l'illustre réformateur, sur l'âge de retour qu'on ne peut peindre que sous les traits les plus tristes et les plus mélancoliques. »

Pour Esquirol (2) la menstruation entrerait pour un sixième dans les causes physiques de la folie, et la ménopause, à elle seule, pour un quinzième.

« C'est vers la fin de cette époque (âge adulte) que les orages de la cessation menstruelle, l'abandon du monde et de ses plaisirs exposent les femmes à mille maux divers, à la mélancolie, particulièrement celles qui ont fait du monde et de la coquetterie l'unique occupation de leur vie frivole (3) ».

Marcé (4) appelle de même l'attention sur les désordres cérébraux consécutifs à la ménopause. « L'âge critique, dit cet auteur, avec la pléthore ou l'anémie qui l'accompagnent, avec les réactions nerveuses si variées qu'il détermine, est une période de transition dangereuse dont tous ont signalé l'importance. »

Griesinger, Morel (5) attribuent de même à la menstruation et partant à la ménopause la plus grande influence sur la production de la folie.

(1) Traité médico-philosophique sur l'aliénation mentale, 1re sect., § 8.

(2) Esquirol. Traité des maladies mentales.

(3) Esquirol. Loc. cit., p. 211.

(4) Marcé. Traité des maladies mentales, p. 143.

(5) Griesinger. Traité des mal. ment. Baillarger annot., 1865.
Morel. Traité des maladies mentales.

L'opinion de Luys (1) est que « la cessation de la période menstruelle donne le signal de l'explosion de certaines prédispositions morbides qui jusqu'à ce moment étaient demeurées latentes et ne s'étaient manifestées que par des phénomènes vaguement définis », et cet auteur ajoute : « On sait avec quelle véhémence l'activité des appareils utéro-ovariens retentit sur l'ensemble du caractère des femmes, en général, et combien les troubles menstruels sont susceptibles d'amener soit des phénomènes de dépression, soit des phénomènes d'excitation. »

Le Dr Azam, dans un important mémoire paru en 1858, a pleinement mis en lumière les remarquables rapports qui existent entre les souffrances utérines et les aberrations de la pensée. D'après ce médecin distingué, « le nombre des folies sympathiques produites par des troubles utérins serait plus considérable qu'on ne le croit généralement » (2).

Foville affirme que « la ménopause au point de vue intellectuel, non moins qu'au point de vue organique, constitue un véritable âge critique » et que « c'est à elle qu'on peut rattacher l'origine de certains cas de délire, soit passager, soit permanent » (3).

M. le professeur Ball est aussi très affirmatif sur ce point spécial de l'étiologie des maladies mentales. « La ménopause, dit-il, est une des causes les plus importantes de la folie, chez la femme (4). »

Abrité de l'opinion protectrice de nos maîtres, nous

(1) Luys. Traité clin. et prat. des mal. ment., 1881.

(2) Azam. De la folie sympathique. Bordeaux, 1858.

(3) Foville. Nouveau Dictionn. de méd. et de chir. prat., art. Délire, XI.

(4) Ball. Leçons sur les mal. ment. Paris, 1880.

pouvons donc affirmer avec les plus illustres parmi les aliénistes que la ménopause est une cause indubitable de folie. Les auteurs se sont, en général, peu étendus sur cette partie restreinte de l'étude des affections mentales, mais l'affirmation de leur opinion au point de vue de l'étiologie est, croyons-nous, utilement placée au commencement de ce travail. Nous regrettons que nos faibles connaissances n'aient pu puiser dans leur expérience un secours et un appui qui nous eussent été si utiles.

CHAPITRE II.

Il nous paraît avantageux, pour l'intelligence des faits que nous nous proposons de commenter, de placer ici un exposé rapide des circonstances qui entourent l'établissement de la ménopause, de relater les divers modes suivant lesquels elle s'établit, et de rappeler les accidents si divers qui en font une époque dangereuse. Tel sera l'objet d'un premier paragraphe.

§ 1er.

L'influence de la menstruation, considérée en général, sur la folie est manifeste. L'aménorrhée est un symptôme des plus communs comme prémonitoire de la folie. Ball (1) est très affirmatif sur ce point : « Au début de la folie, quelle que soit sa forme, la menstruation est supprimée ». Nous avons déjà constaté que la période la plus favorable aux aberrations de l'esprit est cette longue étape de la vie qui commence à la puberté pour finir à la cinquantaine. N'est-ce pas en même temps que la période de la plus grande activité intellectuelle celle de l'ovulation? Cette fonction, avec ses conséquences, imprime à l'organisme de la femme un tel ébranlement qu'on trouve dans les orages qu'elle soulève au point de vue mental un effet désastreux comparable en fréquence à la para-

(1) Ball. Leçons sur les maladies mentales, p. 188.

lysie générale et à l'alcoolisme chez l'homme. C'est ainsi que pour interpréter les statistiques on oppose à ces deux dernières affections, rares chez la femme, les folies puerpérales, de lactation, utérine, hystérique, de l'âge critique, qui sont son partage exclusif, et on arrive à constater que le chiffre des femmes aliénées est plus considérable que celui des hommes.

Cette influence de la menstruation sur l'organe cérébral se montre même chez les femmes aliénées et chaque retour menstruel est marqué par une exaspération du délire. Les cas ne sont pas rares, dans la science, de délire transitoire revenant à chaque époque cataméniale et quelquefois même — comme le fait cité par Dagonet (1), d'une femme tuant, sous cette influence seule, ses trois enfants — s'accompagnant d'impulsions homicides ou suicides. Ces faits ne peuvent nous surprendre si nous réfléchissons quelle perturbation mentale apporte chez les femmes chaque période menstruelle en gaieté folle ou en tristesse et dépression ; ce qui faisait dire spirituellement à Michelet que le caractère de la femme se reconnaît suivant l'époque du mois.

Lisfranc rapporte le fait d'une dame qui eut quatre grossesses et quatre accès de folie très courts ; après une suppression de règles cette dame devint aliénée. L'utérus était hypertrophié et le col ulcéré. Tout guérit en même temps (2).

Morel rapporte qu'une dame devint folle par la présence d'un polype utérin. Le polype fut enlevé par Boyer et l'aliénation cessa (3).

(1) Dagonet. Des maladies mentales. Paris, 1886.

(2) Lisfranc. Traité des maladies chirurgicales.

(3) Morel. Loc. cit., p. 185.

Si le phénomène seul de la menstruation est capable de déterminer dans l'organisme de tels désordres, combien plus doit être incriminée la cessation de cette importante fonction physiologique. On ne peut prétendre que cette cessation, étant la conséquence d'une loi naturelle, doit être entourée par la nature de toutes les ressources nécessaires pour que la transition se fasse normalement et sans le moindre trouble. Combien d'actes physiologiques autres que la menstruation et la ménopause entraînent avec eux des dérangements dans l'équilibre de l'organisme!

Il n'entre pas dans le cadre de ce travail de rechercher les causes, fort obscures du reste, de la suppression définitive des règles, mais nous devons le plus brièvement possible définir les conditions au milieu desquelles se produit la ménopause.

L'atrophie de l'utérus, la disparition presque complète du col par effacement de la portion vaginale, l'oblitération de son orifice interne constituent les principales régressions observées du côté de l'appareil utérin.

Les ovaires se rétractent, diminuent de volume, leur enveloppe externe présente des anfractuosités qui l'ont fait rapprocher d'un noyau de pêche. Le liquide des vésicules de Graaf est en partie résorbé : le parenchyme s'atrophie : on trouve souvent les parois vasculaires athéromateuses (c'est souvent à l'âge critique que se développe l'athérome artériel) et devenues même quelquefois imperméables. Leur poids moyen baisse de 6 à 8 grammes à 3 grammes 8.

Les plexus veineux rétro-utérins ovariques et des ligaments larges deviennent variqueux et présentent le phénomène de coagulation spontanée.

Les organes externes participent à cette défloration des appareils centraux. Les mamelles deviennent flasques et pendantes, la glande s'atrophie. Les grandes lèvres, les nymphes se flétrissent, la vulve se colore en rouge vineux ou devient pâle, anémiée, le pubis se dégarnit de poils....

La ménopause peut être plus ou moins tardive, suivant les conditions dans lesquelles elle se développe. En France, elle arrive de 40 à 50 ans. Le chiffre moyen est de 48 ans en Suède et Norvège, de 44 en Espagne. D'après Weeb, les femmes aux Indes ne cesseraient d'être réglées qu'au delà de 55 ans. En Orient, la ménopause se montre fréquemment à 27 ou 30 ans.

Cette époque est du reste pour un même climat fort variable : les conditions individuelles, l'état de santé ou de maladie, les occupations sédentaires ou actives l'avancent ou la retardent. D'après Stoltz, l'hérédité joue un certain rôle dans l'apparition plus ou moins précoce de ce phénomène.

Tilt (1) distingue deux périodes dans l'accomplissement de cet acte physiologique : l'une caractérisée par « la défaillance de la fonction ovarique » aurait une durée moyenne de plus de deux ans. Il la désigne sous le nom de *dodging time* et nous l'appelons en français : le *temps des écarts*. C'est sans contredit la plus dangereuse, et la véritable époque pathologique de l'âge critique ; c'est la seule qui doive nous occuper.

La seconde commence à la cessation définitive de la

(1) Tilt. The change of life in health and disease. Londres, 1870.

menstruation et se termine au moment où tout est rentré dans l'ordre, où les dérangements produits dans l'organisme ont cessé de se faire sentir.

C'est pendant la première période, pendant la lutte suprême d'un appareil révolté, que les symptômes morbides éveillés par cette lutte font leur apparition. Ils se divisent en deux grandes classes et sont généraux ou localisés.

Le sang ne trouvant plus son débouché habituel va pour ainsi dire frapper à d'autres portes ; l'état pléthorique avec une tendance généralisée aux congestions est le premier effet produit par la suppression des règles. Ce sont là des congestions par suppléance qui n'impliquent point nécessairement l'idée de pléthore antérieure ou même actuelle telle qu'on l'entend généralement. L'utérus et les organes périutérins sont le plus souvent le siège de ces congestions et alors on voit des métrorrhagies rebelles qui par leur irrégularité, leur durée, leur qualité, leur quantité, n'ont rien de commun avec le flux périodique. Pourtant elles peuvent revenir à des intervalles réguliers, et il n'est pas douteux qu'on doive dans ce cas invoquer l'influence de l'habitude. Elles déterminent un état d'épuisement, de débilitation, d'anémie et de faiblesse irritable, état particulier qui accompagne le plus souvent l'appauvrissement du sang.

La rétention du sang n'est pas seule à provoquer des désordres à l'âge critique et, sans anticiper sur notre chapitre de l'étiologie, nous dirons pourtant dès maintenant que le système ganglionnaire habitué depuis tant d'années à présider à l'importante fonction de l'ovulation ne s'accommode pas facilement à l'inaction partielle où il va être plongé. Il se révolte aussi et de ce combat final résulte pour la femme un état de surexcitation du système nerveux général, c'est ce qu'on a nommé la pléthore nerveuse de la ménopause.

Enfin, les causes morales aidant, l'éréthisme nerveux et la pléthore sanguine, si souvent corrélative de la chlorose spéciale des femmes ménopausiques, donnent naissance à un ensemble morbide, effrayant chez certains sujets, bénin chez la plupart. Il survient des troubles physiques et des désordres intellectuels.

a. — Les métrorrhagies manquent rarement lors de l'établissement de la ménopause et forment peut-être le principal danger du *temps des écarts*. Sur 141 femmes parvenues à cette époque de la vie, Brierre de Boismont (1) les a observées 57 fois. Elles amènent un état cachectique : la chlorose des femmes ménopausiques. La femme à ce moment se trouve placée entre deux alternatives des plus alarmantes : ou voir ses organes congestionnés, ou subir des hémorrhagies, désastreuses par un mécanisme contraire.

Les métrites naissant au moment de la ménopause constituent des faits exceptionnels. Nonat affirme que les métrites n'existent que pendant l'époque menstruelle, et assigne la période de 20 à 30 ans comme celle la plus favorable au développement de cette phlegmasie. Aucun auteur ne signale la ménopause comme cause de métrite, du moins à notre connaissance. La leucorrhée des femmes à cette époque est constatée le plus souvent en l'absence de lésions organiques. Elle doit être, selon nous, considérée à la façon des anciens qui l'appelaient :

(1) Brierre de Boismont. De la menstruation considérée dans ses rapports physiologiques et pathologiques, 1842.

muliebris purgatio comme un agent de décharge, comme un phénomène de suppléance utile.

La plupart des auteurs sont d'accord sur ce point, que la cessation de la fluxion périodique amende les phlegmasies utérines. En est-il de même pour les affections organiques de l'utérus? Nélaton dit que le cancer utérin naît au moment de la ménopause (1). Tilt (2) appelle la période ménopausique « l'âge cancéreux. » — Les tumeurs fibreuses seraient heureusement influencées par l'âge critique. — Les polypes utérins naîtraient assez souvent à ce moment. Sur 57 cas de polypes observés par Dupuytren, 42 cas avaient débuté entre 30 et 50 ans.

Enfin l'utérus peut subir la dégénérescence calcaire l'ossification même (Tilt). — L'antéversion et la rétroversion sont communes (Valleix) ; il en est de même du prolapsus. — L'hydrométrie est rare, mais possible à ce moment.

Les affections de l'ovaire sont relativement rares, eu égard à la fréquence des troubles utérins.

Les tumeurs bénignes du sein sont fréquentes à la ménopause. Velpeau, sur 281 cas, en a constaté 80 de 40 à 50 ans. Les auteurs ne sont pas d'accord sur le point de savoir si la ménopause les active ou leur est favorable. Labbé et Coyne (3) hésitent et croient qu'on a exagéré l'importance de cette cause déterminante sur l'accroissement ou le développement de ces tumeurs. — L'opinion des auteurs au sujet de son action sur les tumeurs malignes est plus formelle et plus générale : outre

(1) Nélaton. Elém. de path. chirurg., t. V, p. 800.

(2) Tilt. Loc. cit.

(3) Traité des tumeurs bénignes du sein. Paris. 1876, p. 403.

qu'elles sont le plus fréquentes de 30 à 50 ans, la ménopause leur imprime un caractère pernicieux et active leur développement.

Les organes pelviens ne sont pas seuls à souffrir des importantes modifications dont ils sont le substratum. Les troubles de la digestion sont des plus communs à l'âge critique. La dyspepsie, les vomissements, la diarrhée, l'état bilieux déterminé par une hyperhémie du foie, la formation de tumeurs hémorrhoïdales, quelquefois même la lithiase (obs. XVIII et I) sont des désordres qui forment le cortège habituel de l'âge climatérique.

Des congestions diverses déterminent sur divers points des hémorrhagies ; nous avons cité les métrorrhagies, nous devons y ajouter les entérorrhagies, les hématémès es, le flux hémorrhoïdal, les hémoptysies, les épistaxis. Comme dans l'aménorrhée, on a cité des cas où le flux sanguin s'était frayé une voie par le mamelon, le conduit auditif externe, les points lacrymaux, les alvéoles dentaires, etc. ; ce sont autant de soupapes de sûreté destinées à prévenir la surcharge sanguine.

Les maladies de la peau sont loin d'être rares à l'âge critique : outre les transpirations abondantes, les phénomènes d'horripilation, il nous a été donné d'observer des affections plus sérieuses : érysipèles, eczéma, intertrigo, anthrax, acné et couperose. Le prurit de la vulve est fréquent lors de la ménopause. Trousseau (1) veut qu'on examine les urines chez les femmes « commençant à avancer en âge qui se plaindront de démangeaisons vives de la vulve et de son pourtour », parce que c'est un signe possible de diabète sucré.

(1) Trousseau. Clinique de l'Hôtel-Dieu, 1873, 4e édit., t. II, p. 782.

Les organes des sens ne sont pas indemnes de toute atteinte. On cite à la ménopause des cas de cécité (Brierre de Boismont), de surdité (Tilt), d'aphonie. Les troubles sensoriels sont passagers et de courte durée.

Enfin, et c'est là le point le plus important de ce paragraphe, le système nerveux est, de tous les appareils, le plus durement éprouvé. « Quelle n'est pas dans ces divers états... (aménorrhée, âge critique...) s'écrie Marcé, la variété des symptômes nerveux que chaque jour on peut observer! des douleurs lombaires, des névralgies, de la céphalalgie, puis un état moral bizarre; le caractère s'altère et devient irascible. Elles (les femmes) ont cette mobilité nerveuse qui ne leur permet pas de rester en place... »

C'est à ce propos que le vieil adage : « Sanguis moderator nervorum » trouve sa raison d'être mieux que nulle autre part. La disparition du flux sanguin périodique n'est du reste pas le seul facteur dans la production des désordres nerveux : l'extinction de toute évolution folliculaire, engendre chez bon nombre de sujets un état spécial dû à la surcharge nerveuse dont nous nous occupions tout à l'heure. Alors naît cette disposition particulière que Sandras (1) appelle état nerveux; Bouchut, nervosisme, Cerise, névropathie protéiforme. Des vertiges, des insomnies, des migraines, des céphalées, des névralgies, des fourmillements et mille autres manifestations névropathiques se font jour à cette époque redoutable.

Les grandes névroses semblent ne pas devoir rester indifférentes vis-à-vis de cet énorme perturbation de

(1) Sandras. Traité prat. des mal. nerv. Paris, 1851.

l'économie. La relation qui existe entre l'hystérie et les organes générateurs ne peut souffrir aucune discussion. Grisolle prétend que l'âge de retour la favorise et lui donne une nouvelle force. Mais la plupart des auteurs admettent qu'elle diminue ou cesse à la ménopause. (Hardy et Béhier, Brierre de Boismont, Landouzy) (1). Sur 259 hystériques observées par Briquet (2), 6 seulement l'étaient devenues au temps critique. Les statistiques dressées par les auteurs précédents sont vraies en ce que les grandes attaques d'hystérie sont rares à la ménopause ; il est constant cependant que des manifestations nerveuses de nature hystériques sont certainement provoquées par l'influence de l'âge climatérique. Jaccoud considère comme causes de l'hystérie « toutes les grandes phases de l'organisme qui se rattachent à l'ovulation (3). »

Tilt et Moreau (4) ont vu certains cas d'épilepsie causés seulement par la cessation du flux menstruel. Ces faits sont des plus rares, mais ce qui reste hors de doute c'est que le mal comitial est mal influencé par l'âge critique. Nous ne parlons ici que de l'épilepsie essentielle, l'épilepsie symptomatique d'une irritation localisée des centres nerveux, étant à la rigueur compatible avec l'état congestif qui atteint l'encéphale chez certaines femmes ménopausiques.

Nous ne savons rien de l'influence de l'âge critique sur la chorée et les autres névroses.

b. — Le moral peut-il rester absolument étranger à

(1) Landouzy. Traité complet de l'hystérie. Paris, 1846.

(2) Briquet. Traité clin. et thérap. sur l'hystérie. Paris, 1859.

(3) Jaccoud. Pathol. int., p. 425.

(4) Moreau. Etiol. de l'épil., etc. Mémoires, Acad. de méd., 1854, XVIII.

tant de désordres physiques? Les souffrances du corps ne doivent-elles pas réagir sur l'intelligence? Nous ne pounons nous empêcher d'être frappé de ce rapprochement, si nous examinons l'état mental des ménopausiques lors même que les désordres somatiques ont été le plus bénins. Les causes les plus insignifiantes leur font éprouver les émotions les plus vives, et « c'est pourquoi, dit Tissot, l'on entend dire à plusieurs femmes que tout ce qui peut leur faire du mal leur arrive à cette époque. C'est qu'un événement, qu'elles auraient à peine aperçu dans un autre moment, les tourmente alors et les bouleverse (1). »

« Il existe incontestablement, dit Ball, chez la plupart des femmes parvenues à cet âge, un caractère irascible, difficile et fantasque », et ce savant aliéniste ajoute, avec beaucoup d'à-propos que « c'est là, très certainement, l'une des causes de la mauvaise réputation dont jouissent les belles-mères; car de 45 à 50 ans, beaucoup de femmes, sans être positivement aliénées, ont un caractère insupportable (2). »

Les rapports de tous les actes physiologiques placés sous la dépendance de l'ovulation, avec la folie, sont si marqués, qu'il est vraiment inutile de chercher à les faire ressortir. Tel accès délirant est survenu au moment de l'instauration des règles, tel autre lors d'une grossesse. La science conserve des exemples de folie périodique revenant à chaque retour des règles.

A la ménopause les idées tristes, le caractère chagrin l'humeur mélancolique sont plus connus que l'exalta-

(1) Tissot. Traité des nerfs et de leurs maladies, p. 187.

(2) Ball. Loc. cit., p. 580.

tation, le caractère gai, et l'humeur satisfaite. Les sentiments affectifs sont le plus souvent modifiés. On le répète avec raison : c'est à ce moment que la femme devient joueuse, ivrogne ou dévote. Fontenelle disait de certaines femmes ses contemporaines des plus dévotes et approchant de la cinquantaine : « On voit bien que l'Amour a passé par là ; aimer Dieu, c'est encore aimer!... »

De ces changements si brusques dans le caractère et les mœurs de la femme, aux désordres intellectuels qui constituent la folie, il n'y a qu'un pas, et un pas facile à franchir chez un sujet prédisposé. Aussi la folie est-elle fréquente à cette période de la vie féminine.

Et ici se pose une grave question : celle de la pathogénie de l'affection mentale à la ménopause. Question difficile à résoudre, mais que nous n'avons pas cru pouvoir éluder. Il ne nous suffit pas de connaître les liens qui unissent le cerveau à l'utérus, et nous ne saurions être complètement satisfait de cette explication : que la surcharge nerveuse dont souffre le grand sympathique se porte sur le cerveau et l'irrite : nous avons admis cette translation d'influence nerveuse de l'utérus aux viscères, au système circulatoire, à la peau et en général aux organes innervés par le système ganglionnaire, mais nous nous refusons à la reconnaître pour seule cause du développement de la folie.

Nous ne dirons pas davantage avec Heinroth (1), un des plus illustres représentants de l'école spiritualiste ou psychologique, que l'aliénation n'est qu'une maladie de l'âme, engendrée par le vice et la dépravation, et que les lésions trouvées dans quelques cas sont, non la cause

(1) In Dagonet. Loc. cit.

mais l'effet du trouble de l'âme, ou avec Lieutand qu'il n'y a que les femmes affectées autrefois d'un vice vénérien qui courent du danger à l'époque de l'âge critique : « Læta venire Venus, tristis abire solet » (1). Il nous faut chercher ailleurs une explication.

La corrélation entre le fonctionnement intellectuel et l'état des divers organes est si nette, que personne ne songe à la révoquer en doute.

Pour Griesinger : « Il est évident que la folie, dans beaucoup de cas, peut se développer sous l'influence de causes purement physiques : cela, ajoute-t-il, ne fait pas question. » Les folies cardiaque, toxique, diathésique, etc. en font foi, et, pour les expliquer, on a depuis longtemps fondé la doctrine des sympathies. Elle est loin d'être nouvelle : les mamelles souffrent avec l'utérus, la parotide avec le testicule, etc... ; tel souffre de l'estomac et est lunatique ; la souffrance d'un plexus viscéral retentit sur le cerveau et trouble l'intelligence : tous les auteurs admettent ce réflexe pathologique, et Luys (2) affirme « qu'on trouve dans les auteurs des faits très significatifs au point de vue du retentissement sympathique de la sensibilité de l'utérus sur les fonctions mentales. »

Nous pouvons, avec Marcé (3), définir la sympathie en pathologie : un rapport de souffrance entre des organes éloignés et sans relations fonctionnelles immédiates, et rapprocher les relations que nous montre l'observation entre l'utérus et l'encéphale de certains autres

(1) Louis-Ant. Pagès. Thèse Nancy, 1876.

(2) Luys. Traité clinique et pratique des maladies mentales, p. 242.

(3) Marcé. Traité de la folie des femmes enceintes. Paris, 1858.

réflexes pathologiques, tels que la douleur de l'épaule droite dans les inflammations du foie, le prurit de la verge dans l'irritation de la muqueuse vésicale, l'oreillon dans l'orchite, etc...

Nous nous excuserions d'une si longue digression sur l'étude des sympathies, si un certain nombre de cas de folie ménopausique n'avaient besoin de cette interprétation pour être expliqués. Nous avons aussi voulu montrer, dès maintenant, que la pathogénie des maladies mentales est loin d'être simple, et que la trilogie étiologique dont nous avons déjà parlé, pléthore sanguine, pléthore nerveuse et causes morales, est loin d'être applicable à tous les cas de folie ménopausique. L'intervention du retentissement sympathique est donc nécessaire encore dans l'état de nos connaissances, et nous ne pouvions nous dispenser de signaler l'importance étiologique de ce réflexe pathologique.

§ 2.

Toutes les formes sont possibles dans la folie liée à la ménopause. Le délire peut être passager, comme le montre une observation recueillie par Brierre de Boismont (1), ou continu. Il peut se présenter avec des variétés infinies, mais sa forme la plus fréquente est assurément la forme lypémaniaque, et même ce qui nous frappera, si nous jetons un coup d'œil d'ensemble sur le résultat de nos recherches auxquelles nous amène cette partie de nos études, c'est un fond d'idées mélancoliques

(1) Brierre de Boismont. De la menstruation considérée dans ses rapports physiologiques et pathologiques. Paris, 1842, p. 237.

dominant la scène chez le plus grand nombre de femmes observées. C'est qu'indépendamment de la déviation intellectuelle produite par l'irritation cérébrale, on retrouve chez nos ménopausiques les préoccupations, les penchants, les idées de cet âge, où la tristesse et le désespoir règnent en souverains.

Pour Pinel, les formes de folie produites par ces désordres sont les mêmes que celles produites par des affections mentales : « La manie, l'idiotisme, la mélancolie, la démence peuvent résulter également... de la suppression d'une hémorragie... comme d'un chagrin profond et d'une passion forte vivement contrariée. »

« Arrivée au temps critique, dit Esquirol, délaissée du monde, passant de l'ennui à la tristesse, la femme tombe dans la lypémanie, souvent dans la lypémanie religieuse ; si l'hystérie s'en mêle, le combat des sens avec les principes religieux la précipite dans la démonomanie, lorsque la faiblesse de l'esprit, l'ignorance et les préjugés l'ont, pour ainsi dire, façonnée d'avance pour une semblable maladie. »

La démonomanie, telle qu'elle est compatible avec l'éducation sociale de nos jours, différant peu, du reste, de celle dont Esquirol rapporte de nombreux exemples, a été observée par nous.

Le même auteur (1) affirme que la ménopause est l'une des causes ordinaires de la manie et qu'elle provoque très souvent la démence.

Il nous a été permis d'observer plusieurs cas de folie suicide : elle est signalée par Hippocrate (2) chez les

(1) Esquirol. Loc. cit., p. 6, t. II.
(2) In Esquirol. Loc. cit., p. 271.

filles à la puberté, et Esquirol la rapporte « au tœdium vitæ, » résultant d'un besoin vague dont l'objet est inconnu à celle qui l'éprouve. Combien plus puissant doit être l'ennui, le dégoût de la vie résultant du vide qui se fait presque subitement autour des femmes à l'âge de retour.

Voisin (1) cite le fait d'une folie congestive liée à la ménopause, et Pagès (2) rapporte l'histoire de deux paralysies générales progressives au moment de l'âge critique.

Le docteur Krafft-Ebing de Graz (3), dans une monographie de la ménopause comme cause d'aliénation mentale a observé sur 60 cas : 4 mélancolies, 1 folie circulaire, 1 délire aigu, 42 formes aiguës, 12 démences paralytiques.

Notre division ne sera pas celle de cet aliéniste : il ne nous a été permis d'observer chez des ménopausiques ni de démences paralytiques, ni de délire aigu, ni de folie circulaire : nous classerons en trois sections le résultat de nos recherches. Elles ont été faites avec la plus scrupuleuse exactitude, et la plus parfaite honnêteté médicale préside à leur exposé (4).

(1) Voisin. Leç. clin. sur les mal. ment., Paris, 1876.

(2) Pagès. Loc. cit.

(3) In Annales médico-phys., 1879, 6e série.

(4) Toutes les observations qui suivent ont été recueillies dans le service de M. le Dr Cullerre, médecin en chef, directeur de l'asile de la Roche-sur-Yon (Vendée).

A

FOLIES GÉNÉRALES AIGUES OU SUBAIGUES.

OBSERVATION I (personnelle).

Mar... (Rosalie), 44 ans, constitution de bonne apparence, maigre, entre à l'asile le 17 avril 188... :

Nous ne possédons que peu de renseignements sur son état antérieur. La ménopause est définitivement établie ; les règles auraient disparu subitement. Son délire roule sur des sujets religieux ; étant domestique elle avait entrepris de convertir son maître, peu fervent, aux pratiques religieuses, et cela par les moyens les plus bizarres. Elle aurait aussi éprouvé de vifs chagrins.

A son entrée à l'asile elle présente une agitation et un désordre maniaque très vifs. Le lendemain, elle se dit malade, se plaint de céphalalgies, de maux d'estomac. Elle a des idées de persécution : la vue de ciseaux la fait se sauver : « on veut me couper la tête », dit-elle.

Elle a des insomnies, parle toute la nuit, appelant plusieurs personnes. Elle est hallucinée : elle a vu son frère et sa sœur avec son mari et sa fille, elle voulait se sauver parce qu'ils venaient pour lui demander de l'argent et qu'elle n'en a pas.

Depuis deux ans, elle souffre beaucoup de coliques néphrétiques et rend souvent des graviers.

Son père est mort de paralysie à 70 ans.

Sa mère d'une maladie de cœur à 63 ans. Elle a eu deux sœurs mortes en bas âge.

Le 19. Hier dans la soirée, agitation très vive. Elle se sauve parce qu'on veut la tuer. Elle a des hallucinations de l'ouïe très intenses. Effarement, panophobie, sécrétions taries. Pas de constipation.

Le 20. Nuit très agitée. Ma... voyait Satan, conversait avec lui ; elle a aussi causé avec sa sœur qu'elle voyait d'après ce qu'elle nous dit.

Ce matin elle s'occupe à filer, mais converse avec des êtres imaginaires, écoutant avec attention, puis faisant des réponses qui ont trait à des idées érotiques. « — Elle n'a pas perdu sa couronne, n'a pas fait de mal ; si elle baisse les yeux, elle pourra les lever plus tard ; s'il faut me marier, dit-elle, je me marierai. » Si on lui demande avec qui elle converse ainsi, elle répond : « Avec celui qui tient les clefs du Paradis. »

Satan, nous dit-elle, a une grosse tête noire ; il veut son âme : à côté se trouve la paix, l'air souriant et dominant l'univers : elle s'écrie qu'elle a combattu des pieds et des mains pour ne pas tomber dans ses mains. Incohérence dans les paroles.

Le 21. La nuit a été très agitée. Ce matin, elle aboie comme un chien, son chapelet à la main elle combat encore contre le Diable.

Le 22. La nuit a été calme. Le Diable lui est encore apparu dans sa cellule. Elle a l'air absorbé, le regard fixe et perdu. La sensibilité cutané est intacte ; elle refuse de travailler, ce matin.

Le 24. Même fixité du regard. Legère anesthésie du côté gauche. De temps en temps, elle sort de l'inertie où elle est plongée pour prononcer quelques mots à voix basse ou faire quelques gestes. Elle présente des tendances cataleptiques surtout du côté gauche. Elle garde longtemps le bras correspondant dans une situation fatigante. Pendant ce temps, elle semble plongée dans une rêverie érotique et chante à deux reprises sur le même air :

« Trois jours j'ai fait la morte,
« Pour mon honneur garder. »

Elle répète inconsciemment : « Pour l'amour de Dieu. Vengeance, c'est la foi qui nous sauve. »

La journée et la nuit du 25 sont bonnes.

Le 26. Elle est agitée et en proie aux mêmes hallucinations terrifiantes : elle voit le Diable. Les tendances cataleptiformes continuent, on observe de la raideur musculaire du côté droit, de l'anesthésie du bras droit. Les membres sont de temps en temps agités de secousses. La malade semble en partie du moins, avoir conscience du monde extérieur.

Le 29. Ma... refuse partiellement les aliments, ce caprice n'a duré qu'un jour.

24 mai. Un mois après environ, la malade à la suite d'alternatives d'amélioration et de rechute, est rendue à sa famille et sort de l'asile, guérie.

Réflexions. — Cette malade présente un cas assez curieux de manie ménopausique. Nous signalerons les phénomènes hystériques qui l'ont accompagnée, les idées de possession diabolique, les hallucinations de la vue et de l'ouïe, l'influence de l'hérédité, — son père était un cérébral, — l'érotisme qui manque si rarement à la ménopause, enfin la guérison.

OBSERVATION II (personnelle et résumée).

Mal... (Marie), femme Cha..., 46 ans, n'est plus réglée depuis huit mois, la ménopause s'est établie difficilement chez cette femme, et s'est accompagnée de souffrances physiques considérables; elle a souffert surtout de violentes migraines et de maux d'estomac qui lui arrachaient des cris de douleur.

La ménopause a développé chez Mal... le goût des boissons alcooliques : elle a fait, depuis quelques mois, des excès de vin blanc, ce qui contrastait avec ses habitudes antérieures, des plus sobres.

Le délire qui couvait depuis plusieurs mois a éclaté il y a deux mois; elle a été frappée d'une syncope et est tombée en s'écriant : Je suis morte. Aussitôt, on constata du désordre des paroles et des actes; elle coucha dehors, refusa de voir ses enfants et quand on les lui présentait, se montrait brutale envers eux.

Mal... a eu quatre grossesses : les trois premières se sont bien passées; la quatrième s'est accompagnée d'un accès de délire mélancolique fugitif. Elle a allaité tous ses enfants.

Il ne semble pas y avoir d'hérédité.

A son arrivée à l'asile nous constatons un accès de manie aiguë, elle imite le cri d'une foule d'animaux et, tour à tour, miaule, beugle, aboie, elle ne dort pas la nuit et présente une excitation assez considérable et une grande irritabilité. Elle réclame énergiquement son vin, son café, etc.

L'isolement et un traitement approprié la mirent au bout d'un mois en mesure de sortir guérie.

Réflexions. — Encore un cas de manie liée à la ménopause : les désordres physiques ont été considérables chez cette malade, qui, outre son délire général, présente un cas assez intéressant de dipsomanie développée sous la même influence que le délire.

Il est digne de remarque que Mal... a eu quatre grossesses, qu'elle a allaité ses quatre enfants, et que de si grandes fatigues n'ont pas eu l'influence néfaste de la ménopause. La guérison est heureusement survenue au bout d'un court séjour à l'asile.

OBSERVATION III (personnelle).

Bar... (Marie), femme Gaut..., 44 ans, entre à l'asile le 16 mai 188....

Au moment de la puberté, à 18 ans, l'apparition des règles a coïncidé avec quelques troubles très fugitifs du côté du cerveau.

Il y a un mois elle avait ses règles, quand étant à garder des bestiaux, elle se coucha sur la terre humide et s'endormit. L'écoulement se supprima pour ne plus revenir, et le délire éclata. Depuis deux ans déjà elle avait constaté des irrégularités dans les époques cataméniales et dans la quantité du sang perdu : la ménopause s'établissait lentement.

Elle a fait deux couches qui se sont passées sans accidents cérébraux.

Son père et sa mère sont morts depuis longtemps : sa mère a présenté des signes d'aliénation mentale, qui se sont dissipés par un traitement chez elle.

Dans le développement de cet accès, l'influence de la ménopause a eu pour auxiliaire des contrariétés au sujet d'un procès en diffamation. Depuis huit jours elle est constamment agitée, voit des ennemis autour d'elle, entend des bruits qui sont faits pour lui nuire.

Le lendemain de son entrée, on constate une agitation furieuse: Bar... est désordonnée, elle refuse de s'habiller, cherche à frapper et surtout à mordre; elle parle peu, ne prononce que quelques parles incohérentes se rattachant à des sujets religieux. Elle est très maigre et fort affaiblie physiquement. La sensibilité cutanée est intacte.

Des hallucinations de l'ouïe entretiennent sa fureur : elle entend que son frère est un assassin ; on lui lance des grossièretés et elle se révolte contre des injures imméritées. Elle pousse des vociférations, et nous prenant à partie, elle vomit contre nous les malédictions infernales.

De temps en temps, quelques journées de calme font espérer en dépit de la sévérité du pronostic.

1er juin. Elle s'occupe à tricoter, se nourrit mieux, son état physique s'améliore. Elle paraît ne plus être hallucinée ou l'être moins. Ce calme ne dure pas un mois.

Le 20. L'agitation revient plus considérable que jamais et depuis cette époque jusqu'à l'heure actuelle (cette femme est toujours en traitement à l'asile), c'est-à-dire depuis près de trois années, Bar... n'a cessé de vivre dans un véritable état de fureur maniaque : constamment agitée, ne se tenant pas habillée, toujours dans une attitude hostile, elle se montre méchante, frappe, déchire, etc. Les quelques rares paroles qu'elle profère sont incohérentes et sans suite.

Réflexions. — Le développement d'un premier accès délirant, passager, à la puberté; les fatigues de deux accouchements subies sans aucun trouble mental; l'influence d'une suppression brusque des règles quand celle-ci devait se faire lentement et sans secousse, jointe à la prédisposition héréditaire, rendent l'histoire pathologique de cette malade fort intéressante. Les hallucinations de l'ouïe entretiennent probablement cet état d'agitation maniaque des plus violents contre lequel tout traitement échoue.

OBSERVATION IV (personnelle).

Fer.. (Marie-Louise), femme Juil..., 48 ans, est atteinte de folie depuis un an, au moment où les règles ont complètement cessé ; plusieurs mois auparavant la menstruation était devenue irrégulière ; il y avait du désordre ; les suppressions alternant avec d'abondantes métrorrhagies.

C'est le premier accès de folie. Dans sa jeunesse Fer... eut une fièvre typhoïde : ce fut la seule maladie grave qui précéda l'aliénation mentale. Elle a eu deux enfants : le premier naquit mort et hydrocéphale, le second arriva avant terme.

La mère de notre malade était un peu originale : elle a eu une tante maternelle aliénée : elle a une sœur bien portante.

Fer... présente à son entrée la plus vive agitation maniaque. Elle se campe fière et impérieuse devant nous et une main levée en signe d'autorité, nous dit qu'elle est la Reine des fleurs, la princesse de Chat... Elle est richissime, elle anéantira ses ennemis... Son fils lui est apparu et lui a dit qu'il viendrait la venger. Ses enfants ne sont pas morts... il reviennent.

On l'accuse d'avoir volé de la vaisselle de Dieu qu'elle a chez elle, mais cette vaisselle lui a été donnée par sa maîtresse... Puis viennent des idées érotiques : elle a conservé sa couronne jusqu'à 26 ans. Jusqu'à son mariage elle ne connaissait pas la nature d'un homme, etc...

Cette excitation dure deux grands mois, puis Fer... se calme, tout en conservant ses idées de grandeur. Elle se donne des titres de noblesse... se dit d'une haute origine méconnue... s'indigne qu'on ne l'ait pas décorée de l'ordre de la Légion d'honneur.

Elle est inoffensive, mais d'une activité fébrile ; toujours en mouvement. Sa santé physique est des plus satisfaisantes.

Le séjour de cette malade à l'asile a été très court ; quelques jours avant sa sortie elle commettait des excentricités dont une mérite d'être rapportée : Pendant un office à la chapelle, elle s'empare d'une croix et la brandissant en l'air, elle bénit à tour de bras les assistants.

Fer... est sortie de l'asile sur la demande sa famille et à peine améliorée.

Réflexions. — Encore ici, malgré l'influence de l'hérédité, nous voyons la puberté s'établir, deux accouchements se passer sans qu'aucun trouble mental apparaisse. Arrive la ménopause, et un accès grave de manie éclate, avec des idées de grandeurs, de fortune, des hallucinations de l'ouïe qui compliquent la situation. Peut-être si cette malade avait fait un séjour plus long à l'asile l'amélioration se fût-elle affirmée. On ne peut rien préjuger à cet égard.

OBSERVATION V (personnelle).

Guil... (Marie), femme Herb..., 51 ans, entre à l'asile le 12 avril 187....

Chez cette malade la ménopause vient de s'établir. Depuis dix-huit mois ses règles présentaient des irrégularités : l'écoulement parut d'abord tous les quinze jours, puis seulement tous les deux mois et il vient de se supprimer, en même temps que se déclarait un accès de lypémanie aigu avec hallucinations de la vue et de l'ouïe. Des chagrins domestiques et une piété exagérée ont été des causes adjuvantes.

Notre malade était alors plongée dans une tristesse excessive et dans une prostration profonde : « Je suis perdue, disait-elle, damnée, car je suis une grande pécheresse. » Les hallucinations de la vue la mettaient en rapport avec le démon et elle s'écriait tout à coup : « il va m'emporter! » Elle refusait les aliments voulant se laisser mourir de faim et prétendant que si elle mangeait elle ferait mourir ses enfants. Elle fut à cette époque nourrie à la sonde.

Deux mois après, tous les symptômes précédents s'étant amendés, ells sort de l'asile très améliorée.

A peine de retour chez elle, notre malade, très sobre jusqu'alors, manifesta un goût prononcé pour les liqueurs alcooliques et fit des excès répétés de boissons. Cinq semaines après sa première sortie elle revenait à l'asile atteinte de manie aiguë avec loquacité, excitation continuelle, besoin de locomotion.

Guil... est encore en traitement à l'asile dans un état de démence profonde.

Réflexions. — Cette observation nous a semble intéressante en ce qu'elle nous montre un nouveau cas de dipsomanie développée aussi sous l'influence de la ménopause, et déterminant, après la guérison d'un accès de lypémanie aïgue, l'apparition d'un délire maniaque dont la nature alcoolique est hors de doute. Cette malade aussi a des visions démoniaques. La terminaison s'est faite par la démence.

OBSERVATION VI (personnelle).

Oliv... (Louise), célibataire, 49 ans, entre à l'asile le 23 mars 188....

La ménopause s'est définitivement établie chez cette femme depuis deux années révolues. A ce moment on constate qu'elle n'était plus « comme à son ordinaire, » nous disent ceux qui l'entouraient. Elle perdait la mémoire, s'égarait dans la campagne sans pouvoir retrouver son chemin. Elle souffrait de violentes céphalalgies, douloureuses et répétées; elle fit plusieurs tentatives de suicide par submersion.

Depuis quinze mois, à la suite d'une de ces céphalalgies éclata un délire maniaque très intense avec idées de grandeur : elle parlait de sa fortune, disait qu'on lui a volé de l'argent.... Des accès d'excitation dangereux pour elle et les autres nécessitèrent son placement à l'asile.

Son père est mort à 66 ans d'une paralysie qui l'a enlevé en trois jours. Il eut une sœur qui mourut également paralysée, hémiplégique, en sept jours. Notre malade a elle-même un frère aliéné.

Oliv... est encore en traitement à l'asile, chez elle le délire a revêtu une forme spéciale, due évidemment à l'influence héréditaire. Elle est plongée à l'heure qu'il est dans la démence la plus complète.

Réflexions. — Chez cette malade, fille et sœur de « cérébraux », on peut dire que la ménopause n'a été qu'une cause adjuvante d'une autre plus puissante : l'hérédité. Les idées de grandeurs, à peine ébauchées, sont dignes d'être notées, de même que les idées de suicide. Cette malade nous est arrivée dans un état de démence succédant à un délire qui durait depuis plus de deux ans.

OBSERVATION VII (personnelle).

Fout... (Marie), femme Ner..., 49 ans, est à l'époque de la ménopause et éprouve depuis quelques mois des pertes utérines considérables qui ont poussé chez elle l'anémie et l'épuisement jusqu'à leurs dernières limites. Il y a six mois que cet état dure et à partir de ce moment elle manifesta des bizarreries dans ses actions et des incohérences dans ses paroles. Des chagrins d'intérieur achevèrent de la perdre, et un jour à la suite de la visite d'un huissier elle fut saisie d'une émotion violente qui détermina l'éclosion du délire. Elle a peur, craint d'être damnée. Elle a des visions du malin esprit sous forme d'animaux grands et petits, une voix incessante crie à son oreille qu'elle est damnée. Elle doit obéir sans retard à cette voix qui lui commande tous ses actes. Elle pousse des cris toute la nuit.

Elle a fait une tentative de suicide par strangulation.

Le lendemain de son entrée, elle nous dit qu'elle entend des bruits effrayants, des paroles de menaces. Cette nuit elle a vu le diable par la fenêtre. Chez elle, elle a vu la sainte hostie tomber dans sa chambre parce qu'elle a fait une mauvaise communion... Elle voit bien qu'elle est perdue, qu'elle n'a pas de religion, qu'elle a mal fait toute sa vie, croyant bien faire. Elle pleure, se désespère, se roule à terre. Le bromure de potassium associé au chloral la calment et semblent faire cesser ces hallucinations terrifiantes. L'état physique de cette malade est des plus fâcheux : fort amaigrie, elle présente un teint blafard, des téguments décolorés et tous les signes extérieurs de la chlorose.

Fout... a souvent des accès d'agitation violents, pendant lesquels elle pousse de grands cris, demande pardon à Dieu; ces accès alternent avec des périodes de dépression profonde avec pleurs, gémissements sourds, recherche de l'isolement, mutisme et refus d'aliments.

Six mois après son admission à l'asile elle fait une tentative de suicide par strangulation. A ce moment elle est encore tourmentée par des hallucinations de l'ouïe : quelques idées érotiques éphémères se font jour : elle entend un homme qui parle d'elle....

Une nouvelle tentative de suicide suit de près la première, elle est encore prévenue à temps.

Depuis ce moment jusqu'à la mort, qui arriva deux ans environ après son admission à l'asile, Fout... a plusieurs fois essayé de s'étrangler. Elle est plongée dans un état de mélancolie profonde, se plaint constamment à voix basse, n'est pas digne de rester ici, de se coucher dans un lit : elle est trop peu de chose pour qu'on s'occupe d'elle. Des injections hypodermiques de chlorhydrate de morphine n'ont pu avoir raison de cet état. Elle se tient assise dans un coin, les genoux à la hauteur du menton, accroupie, pleure dès qu'on l'approche : je ne suis plus Ner..., dit-elle, je n'ai plus de nom, je vous ai tant fait de mal à vous et aux autres. Je suis indigne qu'on me regarde....

Enfin, à une période ultime elle devient généreuse et présente des troubles de la sensibilité générale, les plus curieux. Elle prétend n avoir plus de pieds, plus de mains, s'apitoie sur l'aspect chétif de ses extrémités qui sont, dit-elle, devenues à rien. Elle n'a plus de corps, on le lui a brûlé au feu du poêle; sa parole vient d'un sifflet....

Son affaiblissement physique est considérable, il est très difficile de l'alimenter; elle meurt dans le marasme.

Réflexions. — L'anémie produite par les métrorrhagies et un état d'épuisement excessif ont été les accidents ménopausiques qui déterminèrent l'apparition du délire. Des visions démoniaques avec des hallucinations de l'ouïe et une voix intérieure qui lui commande tous ses actes, sont le point de départ de son délire et l'entretiennent très actif jusqu'à la mort de la malade. Des tentatives répétées de suicide sont dignes d'être notées, de même que les troubles de la sensibilité générale qui l'illusionnaient sur l'état de son corps, et étaient la source d'idées délirantes pénibles. Tous les traitements mis en usage ont échoué contre cet état de mélancolie ancienne.

OBSERVATION VIII (personnelle).

Mou..., célibataire, 44 ans, a eu de tout temps des tendances névropathiques : ce n'est que depuis quelques semaines que le délire a éclaté, consécutivement à la cessation définitive de la menstruation. Celle-ci ne s'était, du reste, pas produite brusquement : des métrorrhagies considérables avaient anémié notre malade.

Les idées délirantes de Mlle Mou... roulent surtout sur des préoccupations hypochondriaques : elle crut d'abord être atteinte de ce qu'on appelle « une muqueuse généralisée. » Bientôt elle crut que son corps était destiné à des supplices épouvantables et résolut d'en finir avec une existence devenue insupportable ; elle fit plusieurs tentatives d'empoisonnement, puis, voyant qu'elle avait échoué, elle résolut de mourir par inanition et refusa tout aliment.

Elle entre à ce moment-là à l'asile. Sa maigreur est extrême ; elle porte plusieurs anthrax en voie de guérison à la partie postérieure du corps.

Il n'y aurait pas d'hérédité : sa mère est seulement faible d'intelligence.

A l'asile cette malade présente le délire mélancolique le plus vif et le mieux organisé. Elle gémit sourdement, demande grâce dès qu'on l'approche, se dit la plus malheureuse de la terre. Les préoccupations hypochondriaques deviennent moins prononcées, mais elle se croit destinée aux plus cruels supplices : « On la mettra en terre toute vive et elle souffrira l'asphyxie des siècles et des siècles, elle ne mourra jamais.... Elle est très coupable ; elle doit expier les fautes de tout le monde. Elle est le bouc émissaire condamné pour les péchés de tous, etc. »

L'état physique devient meilleur : elle mange plus régulièrement. Les anthrax sont complètement disparus.

Sortie de l'établissement sur la demande de sa famille, sans amélioration bien notable, elle fait de nouveaux plusieurs tentatives de suicide, essaye à se jeter à l'eau, à se faire écraser par un train en marche. On est obligé de la réintégrer à l'asile.

Le délire mélancolique est toujours aussi actif.

De plus, quelques idées érotiques à peine ébauchées se sont fait jour : on va inventer pour elle un nouveau supplice, elle va être jetée à l'eau, elle y vivra et après un accouplement mystérieux enfantera de quoi peupler toute la rivière....

Des injections hypodermiques de chlorhydrate de morphine progressives jusqu'à seize centigrammes par jour et un traitement hydrothérapique ont eu raison de ce délire, et un mois après qu'on les eut commencées, l'état de Mlle Mou... était déjà fort amélioré; elle rit de ses anciennes conceptions délirantes, s'occupe, est calme et lucide.

Depuis trois ans qu'elle est sortie de l'asile la guérison s'est parfaitement maintenue et définitivement consolidée.

Réflexions. — L'anémie consécutive à des métrorrhagies a déterminé chez cette malade névrosthénique et partant prédisposée, un délire mélancolique bizarre que le traitement par la morphine a fait disparaître. Les préoccupations et le délire hypochondriaque du début sont à noter, de même que les tentatives de suicide.

OBSERVATION IX (personnelle et résumée).

Bil... (Ursule), femme Mac..., 49 ans, entre à l'Asile le 1er octobre 188... Depuis cinq années les règles sont définitivement supprimées, et avec leur suppression ont paru des troubles nerveux divers, des névralgies, des migraines répétées, etc. Depuis cinq mois, les troubles nerveux ont fait place à des craintes sans motif, des crises panophobiques et finalement à un délire mélancolique, avec anxiété, accès de désespoir, etc.

Le traitement par la morphine produit d'abord les meilleurs effets, puis ce résultat diminue et disparaît, et la malade retombe dans un état plus alarmant qu'auparavant. Le refus d'aliments et l'alimentation insuffisante au moyen de la sonde, auxquels s'ajoute une pneumonie gauche entraînent la mort dans le marasme, huit mois après l'entrée à l'asile.

Réflexions. — La transition brusque des accidents nerveux à la folie, et la production des premiers sous l'influence de l'âge critique, sont avec la rémission obtenue par le traitement opiacé les seules remarques importantes dans cette observation.

OBSERVATION X (personnelle).

B... (Henriette), femme Boub..., 45 ans, est malade depuis huit jours quand elle nous arrive. Le délire a éclaté à la suite de saignements de nez quotidiens, quelquefois bi-quotidiens, qui ont duré pendant un mois. Ils se supprimèrent brusquement il y a huit jours, et le délire apparut.

Des hallucinations de l'ouïe parurent d'abord avec croyance à des ennemis qui arrivaient près d'elle en traversant les toits de sa maison. Elle a conscience de son état et demande elle-même à venir faire une cure à l'asile.

Les crises panophobiques la prennent surtout la nuit.

C'est la première fois qu'on remarque chez cette femme des troubles intellectuels. Elle a subi plusieurs accouchements sans que ses idées fussent en rien troublées.

Un an avant son entrée il s'était produit des irrégularités dans l'écoulement menstruel ; elle demeure plusieurs mois sans voir. Depuis plusieurs mois la ménopause semble s'être définitivement établie et les règles sont totalement supprimées.

Autrefois elle avait des migraines violentes. Elles ont disparu avant l'apparition de la ménopause.

Elle se plaint d'avoir constamment les pieds froids et la tête brûlante, ce qu'on constate au toucher.

Il n'y aurait pas d'hérédité. Elle n'a jamais eu d'autres maladies dans son existence, qu'une fièvre intermittente il y a trois ans.

Depuis les irrégularités produites dans la menstruation, elle se plaignait de troubles dans les idées, mais aucun de ses actes ne révéla son dérangement, même à son entourage.

Il y a quinze jours, un fait de nulle importance, la fuite d'un lapin domestique dans les champs, lui causa un accès de crainte avec angoisses très vives. Elle ressassa dans son esprit des souvenir tristes du passé, la mort de sa mère, des scrupules au sujet d'un héritage, etc., elle éprouvait le besoin de fuir; il lui semblait que tout le monde, même les journaux, parlaient d'elle. Elle voulut se jeter à l'eau. Des hallucinations confuses la jetaient dans des crises de terreur et d'anxiété. Elle ne dormait plus, poussait à tout propos des gémissements.

Des renseignements certains nous ont appris que la ménopause avait développé chez cette malade un goût prononcé pour les liqueurs fortes, et qu'elle en avait fait un abus.

Nous constations, à son entrée à l'asile, un pouls fréquent avec des intermittences, et un souffle cardiaque, rude, au premier temps. B... a eu plusieurs attaques de rhumatisme.

Les hallucinations continuent: elle a entendu dire dans l'air que tout le monde chez elle est perdu, qu'on a tout vendu. Elle est peut-être moins tourmentée.

Elle a ici des illusions bizarres: prenant telle malade qui l'entoure pour sa fille, telle autre pour sa sœur.

Air hébété. Elle essaie de travailler sans pouvoir y réussir.

Un mois après son admission ici, elle refuse partiellement les aliments, prétendant qu'elle ne veut pas faire de dépense. Trois mois après son entrée elle est retirée par sa famille sans modification sensible dans son état.

Réflexions. — L'apparition du délire coïncide avec la suppression des épistaxis qui formaient ce qu'on pourrait appeler une soupape de sûreté. B... a eu plusieurs accouchements sans trouble intellectuel. Les hallucinations de l'ouïe et la dipsomanie, née sous l'influence de l'âge critique, sont dignes d'attention.

OBSERVATION XI (personnelle).

Frén... (Elisabeth), femme Pag..., 57 ans, n'est plus réglée depuis 9 ans. A partir de ce moment on a vu naître chez elle des idées tristes, elle voulait se tuer; un jour elle a essayé de se détruire en se jetant dans son puits; des difficultés pécuniaires furent l'occasion qui fit éclater le délire ces temps derniers.

Elle a eu cinq enfants sans aucun accident.

Son père est devenu aliéné vers le même âge qu'elle, et s'est suicidé en se jetant dans le même puits, à la suite d'une vive contrariété.

Notre malade entre à l'Asile dans un état de fureur des plus alarmants; elle gémit incessamment, pousse des cris de désespoir, ne veut pas se tenir habillée, déchire ses vêtements, refuse les aliments. Sa figure est abrutie; elle prononce quelques paroles incohérentes qu'on ne peut interpréter. A chaque gémissement elle contracte sa figure d'une façon hideuse. Un jour on croît l'entendre se plaindre de n'avoir ni bras ni jambes.

Frén... est morte d'une pneumonie gauche deux ans après son admission; pendant tout son séjour ici, elle n'a pas cessé de gémir à haute et pleine voix, sur un ton dolent, en prononçant des phrases inintelligibles. Elle était plongée dans la démence la plus profonde.

Réflexions. — Ce cas doit être rapproché de celui rapporté dans l'observation VI. L'hérédité aux âges correspondants a trouvé dans la ménopause un adjuvant utile, mais non nécessaire au développement de la folie. Frén... était gémisseuse : à son arrivée à l'asile elle était déjà plongée dans la démence.

Il est digne d'être noté que cette femme a eu cinq enfants sans aucun accident cérébral.

OBSERVATION XII (personnelle).

Surg... (Rose), femme Ay..., 47 ans, a eu une ménopause orageuse : des métrorrhagies graves l'ont anémiée profondément, et ont coïncidé avec l'apparition d'une tumeur fibreuse de l'utérus.

Depuis trois mois les hémorrhagies ont disparu ; Surg... commença aussitôt après leur cessation à présenter des moments d'absence ; depuis un mois une agitation continuelle, accompagnant un délire mélancolique des plus intenses, a remplacé les moments d'absence,

De tout temps disposée à l'hypochondrie, Sug... a vu son délire éclater sous l'influence de revers de fortune et du chagrin de voir sa fille s'éloigner de la maison paternelle pour se marier.

Elle n'a jamais subi de grave maladie ; il y a dix-neuf ans la mort de son premier mari détermina un trouble fugitif des idées.

Sa mère, très bien portante, a 72 ans.

Son père est mort jeune, aucune trace d'hérédité.

Surg... a le teint blafard, pâle, elle a conservé un certain embonpoint. Son pouls est nerveux, petit, serré, fréquent ; ses membres sont agités de tremblement.

A son entrée le 13 août 188 , elle nous parle de procès sans nombre dirigés contre elle. Elle est ici parce que ses livres (elle est négociante) sont mal tenus; son mari est ou ira en prison pour la même cause ; elle sait bien qu'elle a la tête dérangée. On l'a mise ici avec des forçats, elle a fait tant de mal aux autres, il est vrai qu'on lui en a bien fait. Son mari n'a pas de tête, on lui fera signer tout ce qu'on voudra.

Elle présente un délire hypochondriaque des mieux organisés, se couche partout à terre, disant qu'elle n'a pas la force de se tenir debout. Je vais mourir, dit-elle à chaque instant. Dès qu'elle n'est plus l'objet de l'attention de ceux qui la soignent, elle cesse toutes ces démonstrations. Appétit conservé ; sommeil très bon.

24 août. Toujours des idées de mort prochaine : Ma pauvre

famille ! je ne la verrai plus ! et elle essaye à sangloter. Sa parole est brève, entrecoupée, saccadée, tremblante.

16 septembre. Toujours la même inertie et le même manque d'initiative; Surg... a des alternatives d'excitation et de dépression. Elle est quelquefois gâteuse.

Plusieurs modes de traitement mis en œuvre depuis son admission ont échoué contre ce délire mélancolique accompagné d'hypochondrie; des bains sinapisés, au nombre de deux par semaine, du phosphure de zinc, de l'hydrothérapie.

Cette malade, encore à l'Asile, est dans un état de décrépitude profond, elle ne parle jamais, pas même pour répondre aux questions qu'on lui adresse, s'isole dans les coins, les genoux à la hauteur du menton, et passe ainsi ses journées, inoccupée et inerte. Son alimentation est difficile.

Réflexions. — L'anémie succédant à des métrorrhagies graves forme le principal accident physique de ce cas de ménopause. Des chagrins domestiques aidant, cette cause est assez puissante pour déterminer l'apparition d'un accès de mélancolie. Un accès de délire passager précédent est à noter. Surg... présente un type assez parfait de mélancolie hypochondriaque.

OBSERVATION XIII (personnelle, résumée).

Boil... (Marie-Jeanne), veuve But..., est malade depuis l'établissement de la nénopause qui remonte à cinq ans. Depuis cette époque elle se croit possédée du démon : « Le démon, dit-elle, est après moi. » Elle prétend que c'est le curé de sa paroisse qui lui a jeté un sort ; en proie à des hallucinations les plus terrifiantes, elle fait plusieurs tentatives de suicide.

Les causes de cet accès de délire sont : une religion mal entendue et des pratiques de dévotion outrée, des chagrins et le nervosisme, la nénopause a été l'occasion de la chute.

Il n'y aurait pas, dans sa famille, d'antécédents vésaniques.

Outre des hallucinations de l'ouïe, elle en présente encore de la vue : elle voit Satan ; celui-ci l'a transportée en l'air, et elle a vu des gens de l'autre monde, ses frères morts, en particulier.

Boil... présente des troubles marqués de la sensibilité générale : elle sent le malin esprit monter dans son corps.

Une nuit chez elle un homme est venu se coucher près d'elle, et l'embrassait en lui tenant sa bouche contre la sienne, etc. Cette malade se livre à ce sujet à force commentaires, de nature érotique.

Dans l'espace d'un mois la guérison de cette malade a pu être obtenue complète, et elle a été rendue à la liberté dans l'état le plus satisfaisant.

Réflexions. — Outre la guérison qui, survenue si brusquement, est vraiment remarquable, cette observation est curieuse par d'autres côtés : elle présente le cas d'une véritable possession : la démonomanie telle que l'entendait Esquirol. Des troubles fort intéressants de la sensibilité générale et du sens génésique sont aussi dignes d'attention. Les idées et les tentatives de suicide n'ont rien qui puisse étonner en présence de l'annihilation si parfaite de la personnalité chez notre malade et la terreur qu'elle en éprouvait dans les instants de lucidité.

B

DÉLIRES PARTIELS AVEC HALLUCINATIONS DE L'OUIE. DÉLIRES CHRONIQUES D'EMBLÉE.

OBSERVATION XIV (personnelle).

Gr... (Arsène), femme Cail.... 48 ans, entre à l'Asile le 5 juin 188..

Depuis seize mois, les règles se sont définitivement supprimées chez cette femme et elle commença à cette époque à accuser des hallucinations de l'ouïe et de la vue : elle croyait voir et entendre des bêtes. Le premier acte déraisonnable qu'elle commit fut d'interpeller tout haut le curé à l'église pendant un office.

La folie est intermittente et présente des périodes de rémission qui deviennent de plus en plus courtes depuis le début de sa maladie.

Les règles se sont supprimées brusquement, elles étaient avant fort régulières.

Gr... menait une vie très régulière et très sobre : quelques chagrins de famille ont été seuls cause adjuvante de la ménopause.

Son père est mort à 72 ans, bien portant, sa mère en couches. La malade a eu deux enfants dont l'un est mort à trois semaines, l'autre est une fille de 15 ans, bien portante. Notre malade n'a jamais eu de maladie grave. Son premier accès il y a seize mois aurait suivi de près, paraît-il, le reproche qu'on lui fit d'avoir un oncle au bagne pour assassinat, ce qui est vrai.

A son entrée justifiée par un certificat portant le diagnostic suivant : manie impulsive consécutive à la ménopause, elle nous dit attribuer les obsessions de son esprit dont elle a conscience à son curé qui, pour la forcer à se confesser, lui aurait jeté une espèce de sort. Depuis ce temps elle ne se possède plus ; elle se sent portée à frapper ceux qui l'entourent ; elle est sous l'empire de voix qui l'injurient et lui commandent tous ses actes.

Elle a aussi une voix intérieure qui la *gêne* selon son expression, par une influence occulte et la pousse à faire de mauvaises actions ; cette voix est très impérieuse ; il faut qu'elle lui obéisse ; ainsi, hier elle lui commanda de manger des fraises vertes, et bien qu'elle sentit qu'elles lui faisaient mal, elle fut contrainte à en manger malgré leur mauvais goût.

Sa santé physique est bonne : elle se plaint seulement de lourdeur et d'embarras dans la tête.

9 juin. Gr... manifeste des idées érotiques : loquacité très grande. « On la force à parler. » Elle analyse ses souvenirs et raconte des faits passés en les accommodant à son délire.... Les prêtres auxquels elle s'adressait en confession lui proposaient par leur regard et leurs gestes, des actions déshonnêtes. Elle les

accuse toujours d'exercer sur ses actes et ses paroles une grande influence. Du reste, les hallucinations persistent aussi intenses que par le passé chez notre malade. On lui administre 2 grammes de bromure de potassium.

6 juillet. Les idées érotiques dominent toujours la scène ... Son mari était trop vieux... Une fois un homme s'introduisit dans son lit et pratiqua sur elle des attouchements obscènes... Elle a couché un jour avec son beau-frère..., etc. Elle est calme sous l'influence du bromure.

Le 21. Toujours persécutée, érotique, Gr... examine tout ce que nous faisons, jusqu'à nos moindres jeux de physionomie, et les interprète d'une façon érotique.

Cette malade est sortie de l'Asile quelques mois après son entrée, fort peu améliorée, ayant conscience de son état et pourtant incapable de résister aux suggestions intérieures qui lui commandent ses paroles et ses actes.

Réflexions. — Chez cette malade, le délire s'est montré chronique d'emblée : les rémissions qu'on observait chez elle n'étaient dues qu'à l'apaisement d'une agitation devenant parfois considérable, et probablement à la moindre intensité des hallucinations. Les hallucinations de la vue sont à noter. La conscience de ses obsessions, dont elle se rend compte, est assez commune dans le délire partiel. Elle aussi a une voix intérieure qui la « *gêne* » et la contraint dans toutes ses paroles et dans tous ses actes. Les idées érotiques sont dans ce cas des plus accentuées.

Si l'agitation s'est calmée, il est peu probable que les idées délirantes se soient dissipées. Cette malade a été enlevée à notre observation, et nous n'avons eu, depuis, aucun renseignement à son sujet.

OBSERVATION XV (personnelle).

M... (Marie), célibataire, 53 ans, est malade depuis quatre ans, époque à laquelle s'établit chez elle la ménopause. De tout temps d'une piété exagérée, on vit éclore chez elle, à ce moment, un délire religieux des plus violents, auquel on ne peut assigner d'autre cause que la suppression de l'écoulement menstruel.

Une sœur de cette malade a eu plusieurs accès passagers de folie.

M... entre à l'Asile le 6 mai 188., en proie à une agitation maniaque des plus vives, avec prédominance d'idées mystiques et religieuses. Elle est la femme de Léon XIII, la reine du monde. Elle vient ici pour faire pénitence, et voit les flammes du purgatoire qui s'élancent du ciel vers elle. Son corps ne lui appartient plus : elle accepte tous les tourments qu'on voudra lui faire subir, par amour pour son époux; elle fait une prière, puis profère des jurons.... Mobilité extrême des idées. Cris et chants, désordre des actes. Elle déchire ses vêtements. Les idées érotiques tiennent une large place dans son délire.

9 mai. Agitation très vive et continuelle. M... a chanté une partie de la nuit. Elle se montre rétive et méchante, veut à toute force confesser les autres. Elle entend au-dedans d'elle-même une voix qui lui commande tous ses actes. C'est de par cette voix qu'elle est unie mystérieusement au Pape. Quand elle résiste ou bien a l'intention de résister à cette voix, aussitôt Dieu lui envoie une souffrance dans son corps, ou il lui interdit de manger. Elle passe souvent des repas sans prendre la moindre nourriture.

Le 23. Toujours des alternatives de dépression et d'excitation. Elle prétend avoir des droits sur les médecins qui la soignent, s'informe comme un prêtre en confession des détails intimes de leur vie privée, et s'indigne contre leur mauvais vouloir. Pour elle, un seul homme dans la maison peut lui donner des ordres : c'est le représentant de Léon XIII, et encore ajoute-t-elle, il a besoin de mes remontrances.

21 juin. Toujours la même agitation, la même loquacité et le

même délire avec des idées mystiques érotiques et orgueilleuses. Elle est prodigue de paroles obscènes.

7 juillet. Elle prêche à haute voix, veut convertir le monde, cite des passages des Ecritures saintes : *Nolite timere, venite ad me qui laboratis...* nous fait remarquer qu'il faut bien qu'elle soit inspirée de Dieu pour parler si bien latin, elle qui n'a jamais fait d'études.

Depuis près de deux ans, la situation mentale de cette malade qui est toujours en traitement à l'asile, ne s'est en rien modifiée. Elle est de plus en plus méchante à certains jours et devient dangereuse. Les divers traitements mis en usage contre son délire, n'ont donné aucun résultat.

Réflexions. — Nous trouvons ici comme à l'observation précédente ces obsessions qui règlent les actes et les paroles de nos malades. Des hallucinations de l'ouïe entretenant un délire mystique et religieux et des idées érotiques dominent la scène. L'hérédité joue évidemment un grand rôle dans cette histoire pathologique.

OBSERVATION XVI (personnelle).

Bod... (Rose-Angélique), 46 ans, servante, célibataire, est admise à l'Asile de la Roche-sur-Yon, le 11 février 188..

Le début des accidents vésaniques remonte à quatre ans et coïncide avec la ménopause et l'apparition d'une tumeur fibreuse de l'utérus ; cette tumeur est très dure, volumineuse ; son apparition, au moment de l'irrégularité du flux menstruel, précurseur de la cessation définitive, fut accompagnée de métrorrhagies abondantes qui ont fort anémié la malade. Elle eut à ce moment divers accidents, entre autres une phlegmatia alba dolens qui n'eut aucune suite fâcheuse; puis tout rentra dans le calme, les métrorrhagies disparurent les premières, les douleurs abdominales, très intenses au début, devinrent moins vives et alors apparut le délire.

D'un tempérament de tout temps nerveux et d'un caractère

méfiant et soupçonneux, cette malade n'a jamais eu de convulsions, ni présenté aucun phénomène hystérique.

Elle n'a jamais eu de maladie grave.

Son père est mort paralysé.

Des excès de travail et des veilles prolongées, en donnant ses soins à son maître malade, ont déterminé l'éclosion des accidents vésaniques.

La perversion des sentiments affectifs et des idées de persécution frappèrent son entourage : elle en veut à sa sœur, prétend qu'elle veut la faire mourir ; refuse de manger disant que sa sœur s'y oppose, au fond, bien qu'en apparence elle soit la première à l'y encourager.

Bod... nous dit le lendemain de son admission à l'asile, que chez elle on lui en voulait, on cherchait à l'entraîner vers des actes immoraux : elle a bien lutté pour ne pas succomber. Ce qu'il y a de plus vilain, c'est que sa sœur était de *bringue* (d'accord) avec tous les méchants. Elle qui a toujours été bonne pour les autres, on est bien méchant pour elle... et elle se désole en pensant que si on l'a enfermée ici, c'est une nouvelle méchanceté qu'on lui fait.

14 février. Bod... présente des hallucinations de l'ouïe très caractérisées. On lui disait chez elle, qu'une nuit elle verrait apparaître dans sa chambre toutes sortes d'animaux effrayants. Elle eut bien peur, mais ne vit rien. Seulement, toute cette nuit là on a brûlé du soufre dans sa chambre ; elle avait plein le nez de cette odeur ; à plusieurs reprises on lui a joué ce mauvais tour.

27 février. Toujours des hallucinations. On lui souffle la nuit des choses ignobles, si dégoûtantes qu'elle ne peut les répéter. Chez elle on voulait l'obliger à aller avec des hommes... Idées érotiques très accentuées.

20 mars. Bod... est calme, elle s'occupe continuellement, parle peu, est triste, rêveuse. Elle est toujours hallucinée et met les paroles qu'elle nous adresse en rapport avec l'objet de ses hallucinations. Elle ne présente aucune suite dans les idées.

Cette malade est encore en traitement à l'Asile ; elle est aussi hallucinée que lors de son entrée, s'imagine toujours qu'on lui en veut, se plaint de tout le monde, ne comprend pas sa situation.

La tumeur fibreuse de l'utérus semble stationnaire et ne produit aucune douleur.

Réflexions. — Les accidents vésaniques ont succédé à des désordres physiques considérables qui ont brusquement cessé, dès qu'apparut la folie; cette sorte d'alternance est remarquable. Des hallucinations de l'ouïe, donnant naissance à des idées de persécution et à la perversion des sentiments affectifs, des hallucinations de l'odorat, l'érotisme habituel à la ménopause, tels sont, avec l'hérédité (père cérébral), les principaux caractères de cette observation.

OBSERVATION XVII (personnelle).

Tail... (Augustine), femme Ga..., entre à l'Asile, le 27 juillet 188..

Depuis deux ans s'est montrée de l'irrégularité dans la menstruation. et c'est depuis la même époque que s'est développé le trouble des idées; notre malade n'a déliré, à proprement parler, que depuis la suppression définitive de l'écoulement, laquelle a eu lieu assez brusquement.

A ce moment elle éprouva des malaises, elle eut des vertiges, des sortes de syncope, des palpitations avec sentiment d'étouffement...

Tail... a des idées de persécution. Le principal motif délirant chez elle est une haine sans motifs contre une voisine qu'elle accuse de lui avoir dérobé une somme d'argent et d'autres choses...

Elle a eu cinq enfants et a fait une fausse couche, quatre sont vivants. Une fille est morte à deux ans, de convulsions. Une demi-sœur du côté paternel est morte folle. Une autre demi-sœur paternelle est en traitement à notre asile. Une cousine germaine maternelle épileptique.

Lors de son entrée on constate une grande loquacité; elle pleure, se désole, et répète qu'elle a été volée, maudissant la voisine qui par subterfuge a réussi à la dépouiller. Elle semble raisonnable sur tout autre sujet.

Trois mois après son entrée, l'acuité du délire a en partie disparu. Elle s'occupe à travailler, est très calme, et a des apparences de lucidité. Dès qu'on lui parle argent, elle manifeste ses mêmes préoccupations, mais au lieu de maudire sa voisine prétend lui pardonner et oublier le tort qu'elle lui a causé.

On constate pourtant un délire vague des persécutions : T... se défie de tout le monde, marque tous les objets lui appartenant, avec des signes particuliers, de peur, dit-elle, qu'on les lui enlève ou qu'on les lui change.

Le 25 janvier de l'année suivante, six mois après son entrée à l'asile, elle nous dit en grand mystère qu'elle est enceinte, qu'elle le sent, bien qu'elle ne soit pas grosse... elle est fort préoccupée de la layette et réclame énergiquement son mari.

Cette croyance à une grossesse, entretenue évidemment par des hallucinations génitales, persiste chez notre malade, jusqu'au neuvième mois accompli.

Tail... est encore en traitement à l'Asile. Son délire est demeuré le même ; sous des apparences de raison, son esprit est fort troublé au fond.

Réflexions. — Les hallucinations génitales sont des plus intéressantes dans ce cas de délire partiel. L'hérédité joue assurément un rôle important dans la production de la folie : des symptômes nerveux très accentués ont servi de transition entre la ménopause et l'aliénation mentale.

C.

FOLIES NÉVROPATHIQUES OU L'ÉLÉMENT NERVEUX ET HYPOCHONDRIAQUE DOMINE.

OBSERVATION XVIII (personnelle).

Ch... (Marie-Rose), femme T..., 45 ans, entre à l'Asile de la Roche-sur-Yon, le... 1883.

Son père est mort d'une attaque d'apoplexie foudroyante en quelques heures.

Sa mère est vivante, a 71 ans et se porte bien. Elle a deux frères et une sœur vivants bien portants.

Une cousine germaine paternelle aliénée.

Le début des troubles nerveux chez cette malade remonte à une douzaine d'années; ils se manifestaient au commencement par de violentes céphalalgies et coïncidèrent avec les suites d'un accouchement; des hémorrhagies utérines, qui durèrent deux mois consécutifs.

Quelques mois après qu'elle fut rétablie, une fausse couche fut suivie de nouvelles métrorrhagies qui épuisèrent la malade, et l'amenèrent au point de la contraindre, tellement elles étaient répétées et abondantes, à garder le lit.

Depuis ce moment jusqu'à la cessation définitive, il y a trois ans environ, des métrorrhagies venant tous les huit jours se sont reproduites et ont anémié Ch... autant qu'il est possible.

Depuis trois ans la ménopause s'est définitivement établie ; les règles n'ont pas reparu. Nous devons ajouter que des hémorrhoïdes sont devenues fluentes depuis quelques mois et qu'elles sont pour notre malade un prétexte à toutes sortes de commentaires hypochondriaques.

L'accouchement dont nous avons parlé plus haut a eu également pour suite funeste un prolapsus utérin.

Les troubles nerveux qui précédèrent le temps des écarts consistaient surtout en des attaques avec perte de connaissance: elle restait, nous dit son mari, comme morte des heures entières ; on n'observait aucun symptôme prémonitoire.

Depuis l'établissement définitif de la ménopause, les troubles nerveux firent place à de véritables accès de délire impulsif, avec conscience, qui étaient surtout intenses pendant l'été.

Quatre mois avant son entrée, les accès se rapprochent et augmentent d'intensité. Ch... a peur de mourir, se dit gravement malade, veut des médecins sans motifs. Elle marche indéfiniment à travers la campagne, allume du feu au milieu de sa chambre, prétendant, qu'en ce faisant, elle se réjouit et chasse ses idées. Elle a du reste pleine conscience de son état.

Quelques jours avant son admission à l'asile, elle était prise d'une attaque avec perte complète de connaissance qui dura quarante-huit heures ; le bras droit était seul animé de convulsions rhythmiques : au sortir de son sommeil, elle vit sa chambre remplie d'étoiles comme dans le ciel, et laissa éclater un violent accès de manie furieuse.

Elle s'imagine que ce sont ses voisines qui ont causé sa maladie, et manifeste des signes d'hallucinations.

En arrivant à l'asile elle nous raconte que ses voisins lui en voulaient : « Elle est riche, ses voisins sont pauvres, ils veulent la dévaliser ; elle les entend la nuit rôder près de sa maison. Ils avaient reçu pouvoir sur elle *par les livres* qui font japper les chiens et *prêcher* (parler) le monde. Elle disait des choses abominables; c'étaient eux qui les lui faisaient dire. Elle craint qu'ils ne fassent de la misère à ses petits enfants, qu'ils ne les tuent. » A cette idée, elle entre dans un état d'anxiété terrible, poussant des cris de frayeur : « On les assassine, on assassine mes pauvres petits enfants. »

Son embonpoint est énorme et ne date que de la ménopause. La sensibilité interrogée est obtuse. A peine sent-elle du côté gauche une épingle qui lui traverse le bras sans déterminer du reste d'écoulement de sang. On constate aussi un léger degré d'achromatopsie. Le goût est obtus : le sucre n'est pas reconnu.

Les premiers jours qui suivent son entrée, notre malade est très agitée ; puis elle devient plus calme, a pleine conscience de son état, mais demeure hallucinée tout en se rendant compte de ses hallucinations, sauf quand elles touchent ses enfants et son mari ; alors elle est reprise de vraies crises panophobiques, et crie « qu'on ne les tue pas ! » à cent reprises différentes.

Le mieux a été obtenu sous l'influence d'injections de morphine jusqu'à 0,10 par jour.

Au bout de deux mois, suppression de la morphine et retour de l'agitation, elle entend ses enfants derrière tous les murs, et emporte au sortir de table des provisions de bouche pour les leur donner. Gémissements, anxiété.

Des injections progressives de 0,25 cent. de camphre la rendent furieuse ; on est obligé de l'isoler en cellule.

Depuis, cette malade qui est toujours en traitement à l'asile a été soignée avec attention ; la morphine, l'hydrothérapie, les bains n'ont aucune influence sur son délire qui est toujours aussi intense. Elle ne fait pas un pas, pas une action sans répéter qu'elle perd ses enfants et son mari ; elle pousse des gémissements continuels et refuse partiellement les aliments. Son sommeil est constamment interrompu par ses idées délirantes, tout ce qu'elle fait, même quand elle dort, devant être la cause de la mort des siens.

Réflexions. — Chez cette malade, les symptômes névropathiques dominent la scène ; elle n'est pour ainsi dire aliénée que par surcroît. Les crises de sommeil hystérique, l'anesthésie, les convulsions rhythmiques pendant les accès, les troubles de la vision et du goût constituent un ensemble de caractères qui rendent ce fait indéniable. Le délire lui-même avec les hallucinations spéciales est des plus communs dans l'hystérie. Ch... a subi plusieurs accouchements sans aucun trouble cérébral : le dernier survient aux approches de la ménopause ; il fait verser la malade dans le délire. L'influence héréditaire doit être prise en considération de même que l'anémie qui a résulté des métrorrhagies répétées.

OBSERVATION XIX (personnelle).

Bo.,. (Joséphine), femme Fil..., 56 ans, entre à l'Asile de la Roche-sur-Yon, le 4 novembre 188, pour y être soignée d'un accès de folie avec crises nerveuses, convulsions, distorsion de la bouche, etc., qui dure depuis quatre mois.

En 1870, cette femme était à l'époque de la ménopause; Elle eut un premier accès de folie déterminé par le chagrin de voir son mari partir à la guerre. Des métrorrhagies considérables l'avaient profondément anémiée; lorsqu'elles cessèrent, Bo.., resta un an convalescente; puis elles reparurent aussi inquiétantes et, au bout de trois mois, les médecins qui la soignaient se décidèrent à les arrêter. A peine furent-elles suspendues que se montrèrent des phénomènes nerveux hystériques variés, et de la dépression mélancolique. Cet accès dura quinze ou dix-huit mois.

Sa mère est morte à 70 ans d'une apoplexie cérébrale foudroyante. Son père, au même âge à peu près, d'un cancer au nez. Elle a eu 6 frères et sœurs: l'un est mort aliéné à l'Asile de la Roche-sur-Yon, les cinq autres ne présentent, ni eux, ni leurs enfants, de maladies nerveuses ou mentales.

Notre malade n'a jamais eu d'enfants, et jamais de maladie grave.

A son entrée, on constate un état de manie avec prédominance d'une disposition convulsive généralisée; elle se roule, pousse des cris perçants, tord ses membres, ses doigts, sa bouche. Tout cet appareil d'excitation se calme dès qu'on fixe son attention; alors elle rappelle les conditions dans lesquelles se sont développées les deux crises de folie, la seconde a eu un début insidieux, est survenue sans motifs, a commencé par des inquiétudes, etc.

Embarras gastrique, douleurs erratiques, léger degré d'analgésie cutanée. Pouls fréquent, dur. Le lendemain de son arrivée on a dû l'isoler. la nuit dans une cellule à cause des cris qu'elle poussait, on lui donne II gouttes d'huile de croton, et une potion avec bromure de potassium 4 gr. et chloral 2 gr.

9 novembre. Depuis deux jours, le calme est revenu ; plus de crises ni de mouvements convulsifs. Elle éprouve de l'anesthé-

sie psychique, ne se sent plus l'affection habituelle pour son mari, se trouve indifférente à sa situation. Tendances mélancoliques. Elle nous dit aujourd'hui que le tourment qu'elle éprouva lorsque deux de ses nièces se présentèrent à des examens a pu contribuer à faire éclore ce dernier accès.

Le 13. Embarras gastrique. Hier elle a été tourmentée, inquiète. Purgatif salin. Depuis la ménopause elle a eu un érysipèle, des éruptions furonculeuses et autres, principalement aux mains et au ventre.

Le 20. Améliorée, notre malade rit de ce qu'elle nomme « ses folies », mais présente une grande tendance à la sensiblerie. Dort peu : on ajoute à sa potion au bromure et chloral 30 gr. de sirop de morphine.

Cette malade est encore en traitement à l'asile. Elle est améliorée, mais s'inquiète des moindres choses, a des idées bizarres comme celle-ci : « Il me semble, dit-elle, que je ne pourrai jamais me rendre chez moi, c'est trop loin. » En vain on lui objecte qu'il y a des routes, des voitures, un chemin de fer qui la mèneront dans sa commune ; elle persiste dans cette idée.

Dès qu'on supprime le traitement elle retombe dans l'état où on nous l'amena. Délire mélancolique avec convulsions généralisées.

Réflexions. — Bo... présente un type de folie névropathique : l'élément nerveux domine ; les troubles de la sensibilité, les convulsions, des rires et des pleurs sans motifs, et plusieurs autres phénomènes hystériques rapprochent cette observation de la précédente : l'élément hypochondriaque y est moins prononcé. Là aussi nous avons de l'hérédité, et sous la même forme : le père de Ch... était un cérébral, ici c'est la mère. Des deux côtés de l'hérédité collatérale, des deux côtés des tendances mélancoliques succédant à des métrorrhagies ayant profondément anémié les malades.

OBSERVATION XX (personnelle).

Pat..., femme Gar..., ménagère, 59 ans, a cessé d'être réglée depuis huit années, sans que la ménopause se soit accompagnée d'accidents sérieux.

Seulement elle commença à éprouver des troubles nerveux, et en particulier une toux sèche, opiniâtre, spasmodique, extrêmement remarquable, parce que les médecins qui la soignèrent à cette époque ne purent l'attribuer à aucune forme morbide connue : cette toux durait nuit et jour ; la malade ne s'enrhumait pas plus facilement pendant qu'elle en était porteuse, qu'auparavant.

Depuis dix-huit mois, les phénomènes hystériques, y compris la toux, ont cessé ; ils ont fait place à des obsessions bizarres tellement pressantes et pénibles, qu'elles ont provoqué chez P... plusieurs tentatives de suicide.

Le début de ces troubles vésaniques remonte à une certaine nuit pendant laquelle elle fut le jouet d'un cauchemar effrayant.

Cette malade présente en outre des tendances homicides auxquelles jusqu'ici elle a eu la force de résister. Pas d'anesthésie.

Sa mère est morte aliénée.

Cette malade n'est restée à l'Asile de la Roche-sur-Yon, que quelques jours ; persuadée que si elle restait ici elle mourrait, elle réussit à convaincre son mari de cette idée et celui-ci l'emmena.

Réflexions. — La toux que présentait cette malade en dehors de toute offection organique est évidemment de nature hystérique. « Il est, dit Grisolle, des hystériques qui ont une toux sèche, quinteuse, presque incessante. » Jaccoud signale le même phénomène ; Sydenham l'a étudié et Lasègue en a fait le sujet de remarques intéressantes dans les Archives générales de médecine de 1854. Ici, la transformation des phénomènes nerveux en troubles de l'idéation est aussi frappante que la production de ceux-ci par l'âge critique. Le délire, suicide et homicide, est digne d'être noté.

OBSERVATION XXI (Id.).

Baud..., née Fer... (Stéphanie), 50 ans, entre à l'Asile, le 15 juillet 188..

Cette malade a cessé d'être réglée depuis deux ans; à cette époque, des métrorrhagies abondantes l'anémièrent profondément; on les arrêta, mais Baud... conserva un état d'abattement, des troubles névropathiques de toutes sortes; elle avait des périodes de rêverie, des cauchemars la nuit, des peurs vagues, des crises d'étouffement avec peur de mourir prochainement, analogues sauf l'irradiation brachiale à des accès d'angor pectoris.

Son état physique était assez mauvais; elle, qui n'avait jamais été malade toute sa vie, éprouvait des troubles gastriques divers, des faiblesses qui la poussaient à manger à toute heure et subitement.

Depuis quelques mois elle s'est beaucoup fatiguée; des contrariétés de famille, un saisissement, ont donné à ces troubles divers un caractère aigu qui a nécessité son admission à l'établissement.

Elle a une sœur qui a été soignée à l'Asile et y a guéri, et une fille qui est hystérique.

A son entrée, Baud... avoue des excès alcooliques (elle n'en fait que depuis la ménopause) et s'abrite pour les excuser, derrière l'ordonnance du médecin.

Elle nous dit avoir souvent des visions de serpents, il lui semble tomber dans des précipices; ou bien elle est transportée dans un cimetière environnée de tombeaux, au milieu de cadavres. Elle a des vomissements glaireux surtout le matin, à jeun; sa langue présente de même que les doigts un tremblement fibrillaire; elle est loquace, ses idées sont très mobiles, son émotivité exagérée. La sensibilité est intacte; aucune lésion au cœur.

Elle éprouve diverses sensations hystériques bizarres; son cœur devient, dit-elle, subitement froid comme la glace; peu à peu la circulation s'affaiblit, elle perd connaissance ou reste anéantie dans une demi-syncope.

Quinze jours après son entrée, il ne s'était produit qu'un seul de ces accès d'orthopnée simulant l'angine de poitrine ; chez elle ils revenaient depuis plusieurs mois, tous les quinze jours.

27 juillet. Plaintes exagérées à propos de tout. Elle se prétend très malade, interroge tous ses organes, toutes ses sensations et les rapporte à une maladie mortelle. « Je mourrai bientôt, dit-elle, si on me laisse ici. » Elle a des insomnies fréquentes.

Baud... éprouve toujours les sensations les plus bizarres. Ce matin, elle nous dit avec mystère et effroi que : hier, elle a eu à cinq ou six reprises différentes des spasmes accompagnés de gonflement du ventre avec douleur d'abord, comme si elle allait accoucher et jouissance ensuite, comme dans l'acte vénérien. Elle paraît fort tourmentée et a honte.

Baud... est atteinte de prolapsus utérin.

4 août. Diminution considérable des troubles psychiques et amélioration générale sous l'influence d'un traitement hydrothérapique et de bromure de potassium.

La malade sort guérie deux mois après son entrée.

Réflexions. — Cette malade était hystérique et présentait le délire caractéristique de cette névrose. L'hérédité, inconnue chez les ascendants, est frappante chez les collatéraux et les descendants. Les tendances dypsomaniaques sont très accentuées dans ce cas, et les préoccupations hypochondriaques, entretenues par les sensations bizarres de l'hystérie, sont dignes de remarque. Il en est de même des hallucinations génitales, dont la malade a pleine conscience, mais qui n'en sont pas moins curieuses.

§ 3.

Nous avons voulu ranger ensemble et successivement les observations que nos investigations nous ont amené à recueillir, pour permettre d'embrasser d'un coup d'œil les points de contact par lesquels elles se rapprochent. Il nous reste, pour terminer la symptomatologie des folies ménopausiques, à faire ressortir ces liens qui les unissent entre elles et leur donnent souvent une physionomie à part. Il existe des caractères généraux, communs à tous les cas, et certaines particularités qu'on ne peut rapporter qu'à certains groupes, mais qui n'en sont pas moins très intéressantes ; nous exposerons les uns et les autres.

Nous avons eu déjà l'occasion de signaler cette teinte mélancolique qui règne sur presque tous les délires à la ménopause et leur imprime une physionomie spéciale : l'âge critique est celui des scrupules, des remords, de la tristesse. La dévotion ignorée ou délaissée reprend la première place dans les préoccupations de la femme, ou naît avec les rigueurs d'un ascétisme sans limites. La ménopause est aussi le moment de la mélancolie suicide (Griesinger). Nous en avons observé plusieurs cas, et nous pouvons affirmer avec la plupart des auteurs que les tendances suicides sont communes à la ménopause (obs. VI, VII, VIII, XI, XIII, XX).

L'histoire pathologique de chacune de nos malades renferme des phénomènes hystériques, à quelque forme mentale qu'elle appartienne : ils sont à peine ébauchés ou très marqués, mais ils font rarement défaut. Si l'âge critique ne développe pas l'hystérie, du moins faut-il lui attribuer une influence indéniable sur la production de certains troubles nerveux, pour ainsi dire stéréotypés, qu'on ne peut rattacher qu'à la grande névrose. Du reste, nous avons eu l'occasion de signaler la fréquence des déplacements utérins à la ménopause et nos observations nous en ont fourni des exemples : le rapport entre ces affections et l'apparition de l'hystérie protéiforme n'est plus à établir.

Les tendances dipsomaniaques que nous signalent les observations II, V, X et XXI ne constituent pas un fait nouveau dans la science. Esquirol (1) cite l'exemple d'une dame de conduite très régulière et de vie très sobre, qui devint dipsomane à 42 ans, au moment *des écarts*. Elle fut ivre pendant six ans.

Peut-être ne doit-on pas dans tous les cas rapporter à ces tendances maladives l'abus de boissons que font les ménopausiques. Les femmes, à cette époque, sont souvent débilitées par les souffrances physiques : elles cherchent à se donner du ton ; elles sont aidées dans cette voie par leur médecin, qui leur prescrit des toniques, et glissent sur la pente fatale de l'ivrognerie. Pour nous, cette explication applicable à certains cas doit, pour plusieurs, subir de sérieuses objections, et nous nous contenterons de rappeler combien de femmes débilitées par des causes étrangères à la ménopause sont soumises à un régime tonique, et combien peu versent dans l'abus des boissons.

Enfin, nous avons remarqué que chez les ménopausiques il est très rare de voir le délire éclater sans concomitance d'idées érotiques.

(1) Des maladies mentales. Paris, 1838.

Louyer-Villermay et Guéneau de Mussy ont étudié ces tendances amoureuses de l'âge critique, en dehors de la folie. Ils citent l'un et l'autre des exemples de femmes à cette période de la vie qui, tourmentées par une excitation génitale extraordinaire, commirent les actes les plus immoraux, alors que leur vie antérieure dénotait le cœur le plus pur et les intentions les plus droites (1). Brierre de Boismont, Morel ont fait à ce sujet d'intéressantes remarques et citent des faits les plus curieux (2) dans le domaine de la folie. Pour ce dernier auteur, le pronostic serait aggravé par la présence de l'érotisme.

Les tendances de cette nature peuvent, dans certains cas (obs. XII, XVI, XVIII, XXI), être rapportées à une affection utérine : nous avons en vain cherché chez la plupart de nos ménopausiques leur raison d'exister. Il est constant qu'elles étaient sympathiques du trouble génital lié à la ménopause.

Les hyperesthésies de toute nature ne sont pas rares à la ménopause : nous en avons observé un exemple chez une malade devenue folle lors de l'âge critique et qui possédait une dépravation du goût assez commune chez les aliénés déments ou paralytiques : la coprophagie. Les observations XVII et XXI montrent des hyperesthésies génitales des plus curieuses.

L'étude des rapports qui peuvent exister entre la nature des accidents critiques et la nature du délire serait des plus intéressantes. Il est à regrettrer que les renseignements qu'on obtient à grand'peine lors de l'entrée

(1) Guéneau de Mussy. Clin. méd., t. II.

(2) Brierre de Boismont. Ann. méd. psyc., t. XV, p. 600.
Morel. Traité des mal. ment., p. 197.

des malades à l'Asile soient insuffisants et que le sujet soit délicat à traiter vis-à-vis de certaines familles.

Nos observations nous ont appris cependant la fréquence des accidents hystériformes lorsqu'il y a eu des métrorrhagies graves. Tous les cas de folie névropathique que nous avons signalés dans ce travail ont été précédés de pertes utérines abondantes (obs. XII, XVIII, XIX, XXI).

Sur trois cas de suppression brusque, nous trouvons deux formes maniaques (obs. I, III) et deux délires partiels (ob. XIV, XVII).

Enfin l'observation IV montre que, malgré l'anémie générale produite par une soustraction sanguine considérable, il peut exister une poussée vers le cerveau : le délire ici est évidemment de nature congestive.

CHAPITRE III.

Notre étude serait taxée d'incomplète si nous ne disions quelques mots de l'étiologie des folies liées à la ménopause, et pourtant nous nous sentons à peine la force d'ébaucher un paragraphe aussi difficile. Tant de mystères entourent la pathogénie des vésanies en général, qu'il est peut-être imprudent à nous de chercher à en pénétrer. Cependant, étant admis que la ménopause cause l'aliénation mentale, par quels modes exerce-t-elle sa déplorable influence ? Nous avons signalé déjà les congestions supplémentaires sur les viscères, la surcharge nerveuse si funeste au fonctionnement de l'idéation. Ces deux causes si puissantes, auxquelles nous devons joindre l'anémie consécutive aux métrorrhagies, sont-elles suffisantes à donner la raison du genre de folie qui nous occupe ? La nature de nos observations prouve que des causes adjuvantes viennent compliquer, pour chaque cas, l'étiologie de ces folies : nous voulons parler des causes morales, de l'hérédité, des accès antérieurs de folie.

Les médecins de l'antiquité considéraient l'hémorrhagie menstruelle comme un émonctoire naturel, et l'accumulation dans l'organisme des produits malsains et des matières fermentescibles expliquait, pour eux, la malignité de la ménopause. Chez les Hébreux, toute femme ayant ses mois était enfermée sept jours durant, et un homme qui eût couché avec une femme en cette situation était retranché de même que sa complice du milieu de son peuple (Lévitique). Pline, on le sait, prétendait qu'aux approches d'une femme ayant ses règles les liqueurs s'aigrissaient, les grains perdaient leur fécondité ; et qu'un chien qui goûtait au sang menstruel devenait enragé....

Van Swieten attribuait les désordres de l'âge critique à ce que l'atrabile s'accumulait dans l'économie, ne trouvant plus son débouché habituel par le flux menstruel.

Ces explications, dont nous rions aujourd'hui, ont peut-être quelque chose de fondé, et voici comment :

Les belles recherches d'Andral et Gavarret (1) ont acquis à la science ce fait que l'écoulement du sang menstruel concourt à diminuer l'excès de carbone du sang.

Le flux cutaménial est donc un émonctoire en tant qu'adjuvant du poumon : ce fait nous démontre quel rôle important joue la ménopause dans le phénomène de la nutrition. Cette habitude, durant de trente à trente-cinq ans, par laquelle la femme perd tous les mois lunaires de 100 à 120 grammes de sang, ne peut être supprimée pour son organisme sans qu'il en résulte un violent ébranlement. Nous comprenons bien mieux cet ébranlement si l'annihilation de cette fonction entraîne avec elle la cessation d'une excrétion et si d'autres organes sont obligés à suppléer celui dont la vitalité est perdue.

L'excrétion d'acide carbonique n'est, du reste, pas la seule qui soit supprimée avec le flux menstruel, et la nocuité du sang des règles n'est plus à démontrer. Diday

(1) Andral et Gavarret. Recherches sur la quantité d'acide carbonique exhalé par le poumon dans l'espèce humaine. Ann. de chem. et de phys. 1843, 3e série, t. VIII.

(de Lyon) a décrit chez l'homme une forme particulière d'urétrorrhée chronique, qui paraît être causée par le coït pendant les règles. Douze faits recueillis avec détail servent de démonstration à cette opinion.

Raciborski (1) dit avoir rencontré bon nombre d'individus affectés d'échauffement de l'urèthre qui avaient eu récemment commerce avec des femmes en état de menstruation.

Pourra-t-on, après cela, faire table rase de l'opinion des anciens, et nier que, l'écoulement disparu, certaines excrétions, plus ou moins nuisibles, puissent être une cause habituelle de perturbation pour l'économie si elles ne trouvent pas leur débouché habituel.

Mais nous n'avons rien dit encore des causes morales, et elles tiennent cependant une large place dans l'etiologie des folies à la ménopause.

Il n'est pas très rare, parmi nos mondaines, d'entendre émettre cette opinion que toutes les femmes devraient mourir avant l'âge de retour, et ce n'est qu'avec le plus vif effroi que les femmes songent au moment difficile où, selon leur expression métaphorique, il leur faudra « doubler le cap ». C'est assez dire de quelles alarmes est entourée cette fatale période et quelle disposition envahit alors la femme, surtout si les joies qui appartiennent à cet âge ne viennent pas contre-balancer l'effet désastreux de l'abandon du monde.

Quand Galien accuse l'amour d'être la cause des plus grands désordres physiques et moraux (2), n'a-t-il pas en vue surtout l'époque où cesse l'amour, l'époque des

(1) Traité de la menstruation. Paris, 1868.

(2) In Esquirol. Loc. cit., p. 354.

chagrins, des désillusions, des regrets, où le désespoir du passé ne peut être consolé par un regard vers l'avenir, et où la femme perd les attributs de son sexe à ce point qu'un écrivain célèbre, Mme du Deffant, ayant dépassé la cinquantaine, écrivait : « Autrefois, quand j'étais femme ». Cette folie, survenant à la suite d'émotions pénibles de l'âge critique, nous fait songer à celle que les Anglais appellent « post-connubiale », et qui se développe lors des premiers rapprochements sexuels.

Il n'est pas jusqu'à l'apparence d'une grossesse — et on sait combien les apparences peuvent alors seconder cette crainte — qui ne joue un certain rôle au nombre des causes morales. Cette crainte se transformant en véritable angoisse si la femme ne fut pas comme l'idéal du sonnet d'Arvers :

> A l'austère devoir pieusement fidèle,

n'est-elle pas capable des plus grands troubles sur un cerveau prédisposé?

L'exaltation religieuse si fréquente en Vendée, et qui a imprimé à la plupart des folies relatées dans cette étude un caractère mystique ou démoniaque spécial, doit être rangée au nombre des causes morales. Les Vendéens, simples et timides, craignent les sorciers qui nouent l'aiguillette et jettent des sorts, et croient fermement aux revenants. De telles dispositions d'esprit sont funestes au repos moral, et sont suffisantes à faire verser dans la folie un caractère pusillanime, si la ménopause vient leur prêter son appui.

Les hommes, dit Zimmermann, sont fous par orgueil, les filles par amour, les femmes par jalousie. A quelle période de la vie de la femme la jalousie doit-elle exercer son empire plus qu'au moment du retour, alors que le rôle de l'homme survit à l'annihilation de celui de a femme.

Enfin, la ménopause excite le plus souvent le réveil d'une prédisposition héréditaire, comme quelques-unes de nos observations en font foi ; sa puissance même est assez grande pour l'exciter, alors que des causes qui semblent aussi sérieuses, la grossesse, la lactation, par exemple, sont insuffisantes à la faire naître.

Les accès antérieurs de folie ont une action sans conteste ; car la folie est assurément une des maladies qui sont le plus sujettes aux récidives dès qu'une occasion les favorise.

Pour nous résumer, nous dirons que la ménopause est rarement suffisante à developper seule la folie et que, malgré les troubles sanguins et nerveux qui forment son cortège habituel, elle doit être aidée dans son action malfaisante par d'autres circonstances : les causes morales, l'hérédité, les accès antérieurs de folie, l'exaltation religieuse. Il n'est pas besoin de dire que l'étiologie des folies ménopausiques varie suivant les accouchements antérieurs, la misère, les maladies chroniques, et en général toutes les causes débilitantes.

CHAPITRE IV.

Le diagnostic des folies de l'âge de retour est loin d'être aussi simple qu'on serait tenté de le supposer. Les renseignements, si difficiles à obtenir de l'entourage de la malade, sont souvent insuffisants, et l'action spéciale de la ménopause s'est rarement dégagée des causes formelles d'erreur. Nous avons considéré comme folies ménopausiques non seulement celles qui se sont montrées soit au temps des écarts, soit immédiatement après la suppression définitive, mais aussi celles qui parurent immédiatement consécutives à des phénomènes nerveux hystériformes, dont la relation directe avec la cessation de l'ovulation, ne pouvait faire l'objet d'aucune discussion. La transformation des uns dans les autres et l'alternance remarquable que nous avons signalée à propos de chaque cas particulier, nous ont paru des titres suffisants à établir ainsi notre diagnostic :

Quant au pronostic, les plus grandes réserves sont de rigueur en face d'un cas de folie consécutive à la ménopause. Griesinger (1) a fait remarquer que la folie développée à cette époque avait un caractère défavorable, et il ajoute que si l'aliénation est antérieure à l'âge critique, celui-ci l'aggrave, de sorte que les formes mentales, qui jusque-là avaient été simplement irritatives et variables, deviennent fixes et dégénèrent en démence partielle ou totale.

(1) Griesinger. Baillarger, Annot.. p. 240.

On comprend en effet qu'une vésanie produite par une cause passagère participe au caractère essentiel de cette cause, et soit susceptible de suivre ses variations et même de se terminer avec elle. Il en est rarement de même à la vérité, et la lésion secondaire de l'encéphale, qu'elle soit fonctionnelle ou matérielle, peut cesser avant la cause qui l'a produite ou lui survivre. Toutefois, il est constant que la ménopause agit d'une façon durable, sans espoir de retour, et qu'elle doit communiquer aux folies qu'elle développe le caractère de permanence qui lui est propre. D'un autre côté, l'âge auquel elle arrive ne permet plus les réactions d'un âge plus jeune et assombrit encore le pronostic. Il est évident, d'un autre côté, que l'on doit tenir compte, avant d'augurer de l'avenir en pareil cas, des circonstances au milieu desquelles se fait sentir sur l'encéphale l'influence de la ménopause, et il serait superflu de dire que l'état physique et les dispositions morales du sujet doivent être l'objet de la plus sérieuse attention avant d'affirmer son jugement.

Des folies ménopausiques étudiées dans ce travail, les formes congestives devront surtout faire réserver notre pronostic et nous rendre circonspects au sujet de leur terminaison. Elles peuvent développer des lésions des centres nerveux qui seront un obstacle à la guérison ou une cause de rechute. Quelle que soit, du reste, la forme vésanique, le pronostic est toujours sérieux : à l'époque critique, l'organisme est atteint dans son énergie, sa vitalité, sa force vive, et disposé à se faire le support de toutes les lésions, qui en deviennent d'autant plus graves

Nous trouvons dans les auteurs certains cas de ménopause ayant amendé ou guéri l'affection mentale. Griesinger (1) affirme que l'époque de la cessation des règles exerce quelquefois sur la maladie mentale une influence très favorable; celle-ci guérirait même parfois à ce moment. On comprend en effet que, dans un cas de folie antérieure à la ménopause, celle-ci, par l'anémie consécutive aux hémorrhagies, puisse être utile à une femme pléthorique. Baillarger (2), qui a vu quelquefois la folie disparaître à l'âge de retour, remarque que celles des malades qui guérissent éprouvaient des pertes très abondantes. On comprend aussi bien que, chez une femme appauvrie par des pertes périodiques et anémique d'avance, la suppression du flux menstruel, et partant d'une cause sérieuse de débilitation. puisse apporter une amélioration pouvant aller jusqu'à la guérison.

Enfin, les accidents du côté de la moelle, fréquents à la ménopause, assombriraient singulièrement le pronostic. On sait que Leroy d'Étiolles (3) ayant interrogé à la Salpêtrière un grand nombre de paraplégiques, trouve que beaucoup d'entre elles l'étaient devenues à l'époque critique par arrêt du flux menstruel. Cette complication si sérieuse est rare, du reste, en concomitance avec la folie.

(1) Griesinger. Loc. cit., p. 240.

(2) In Griesinger, p. 240.

(3) Leroy d'Etiolles. Des paralysies des membres inférieurs ou paraplégies, Paris, 1856.

CHAPITRE V.

Il est un préjugé vulgaire, malheureusement trop répandu, que nous sommes désarmés devant cette épouvantable affection qu'on nomme la folie. Ce préjugé est terrible dans ses conséquences ; on ne nous conduit les malades que lorsque leur présence est devenue impossible dans les familles ou lorsque la société s'émeut de leurs agissements. A ce moment, le cerveau, déjà habitué à un fonctionnement vicieux, ne ressent plus le bienfait d'un traitement approprié ou le ressent moins profondément ; le délire s'est organisé et devient chronique, ou le sujet verse dans la démence.

Quoi qu'il en soit et même constitué tardivement, le traitement est le plus souvent utile : il peut être curatif (obs. I, II, VIII, XIII et XXI). La folie est une maladie essentiellement curable (Ball). « Cette conviction, pleine de consolation pour l'aliéniste, doit toujours guider sa conduite et régner dans sa conscience. » Par quels moyens peut-on guérir ou soulager en aliénation mentale ?

A. — Le traitement moral est le premier et peut-être le principal qui soit dirigé contre la folie. Enlevé au milieu funeste dans lequel s'est développée l'affection mentale, l'aliéné se trouble de ses propres conceptions, et si un reste de fonctionnement intellectuel a persisté, il doute de leur vérité. L'isolement, la règle qu'il est astreint à suivre, l'empêchement où on le met de faire subir ses exigences et ses volontés, tandis qu'il subit celles des autres, sont pour l'aliéné le mode de traitement le plus précieux. Il en est de même, bien entendu, que la folie naisse à la ménopause ou à toute autre époque de la vie.

Nous ne citerons que pour mémoire le traitement moral, tel que l'entendait Leudet; il n'est applicable qu'aux aliénés dans la période de convalescence.

B. — Si l'isolement est nécessaire dans tous les cas de folie, il est loin d'être suffisant, et une foule de malades réclament de soins physiques indispensables à leur guérison. Ce mode de traitement comprend trois ordres de moyens : hygiéniques, médicaux, pharmaceutiques.

a. Hygiéniques. — Ils peuvent seuls être employés dans les cas de délire chronique, qu'il survienne d'emblée ou qu'il soit acquis, et une fois que la démence est confirmée. Ils consistent dans le travail, l'exercice, les divertissements, tous dérivatifs aux idées absorbantes des malades, et dans une observation scrupuleuse du régime. La plupart de nos ménopausiques sont affaiblies physiquement. Un régime analeptique qui les remonte au physique produit le meilleur effet sur leur disposition mentale. Les distractions, l'exercice, les promenades, autant de moyens précieux pour le repos d'esprit troublé, sont malheureusement peu compatibles avec l'austérité de la règle de nos asiles; c'est une lacune dans le traitement, qu'il serait utile de combler.

b. Traitement médical. — Il comprend surtout les bains tièdes prolongés : leur emploi est précieux comme sédatifs du système nerveux; l'obscurité; la médication révulsive : sétons, bains sinapisés (obs. XX), vésicatoires, frictions : elle peut être utile dans les cas de congestion encéphalique qui, on le sait, sont loin d'être rares à la ménopause; la médication excitante : hydrothérapie, électricité. L'hydrothérapie nous a donné quelques résultats (ob. VIII et XXI). On comprend son utilité dans les cas où il est besoin d'une stimulation énergique et dans les délires névropathiques.

c. *Traitement pharmaceutique.* — Peu en faveur auprès des aliénistes en général, l'administration opportune des remèdes donne quelquefois d'assez brillants résultats dans la folie. Nous avouons cependant qu'il faut s'armer de courage et de patience devant les insuccès répétés auxquels ils donnent lieu. Nous n'avons pas la prétention de passer en revue et surtout d'apprécier chacun des médicaments officinaux ou magistraux dirigés contre tel ou tel état vésanique. Chaque cas particulier, et surtout lors de la ménopause, exige des soins individuels et tout spéciaux, suivant la nature des accidents. Nous signalerons seulement les moyens pharmaceutiques journellement employés dans les asiles et auxquels nous devons attribuer des résultats certains, et ceux qui sont d'un usage tellement spécial que nous ne pouvons les passer sous silence.

Les purgatifs peuvent être utiles à la ménopause pour plusieurs raisons : administrés chaque mois, ils constituent une sorte de suppléance à l'habitude perdue : ils combattent la constipation si fréquente chez les aliénés et opèrent une révulsion déplétive sur le tube digestif. Les pilules à base d'aloës sont indiquées dans le cas d'hémorrhoïdes coïncidant avec la ménopause, le flux hémorrhoïdaire étant une porte de sortie à la congestion qui envahit alors les organes pelviens. L'huile de ricin, l'huile de croton, si précieuse chez les aliénés par son petit volume, sont des purgatifs souvent prescrits à la ménopause; il en est de même des purgatifs salins. La médication dérivative et évacuante, outre qu'elle diminue ou supprime les troubles digestifs presque inséparables de l'âge de retour, est surtout utile quand il se produit des tendances congestives vers le cerveau, et on sait combien ces sortes de poussées sont fréquentes à ce moment de la vie des femmes.

La saignée, fort délaissée de nos jours, semble devoir être utile à la ménopause. A une époque récente, on saignait chaque mois les femmes pléthoriques lorsqu'elles cessaient de voir. Cette habitude de suppléance devrait être précieuse, appliquée avec discernement; on sait que le délire peut être modifié par une hémorrhagie supplémentaire obviant à la pléthore sanguine dans le cas de folie congestive. Baillarger rapporte que Damiens, l'assassin de Louis XV, se faisait saigner à époque fixe. Les idées homicides le poursuivaient moins après les émissions sanguines, et il attribuait à un retard qu'il avait mis cette fois à se faire saigner sa tentative criminelle.

Les calmants, au premier rang desquels se placent le chloral, les bromures alcalins, la belladone, le haschisch, rendent de réels services. Le chloral est avantageusement prescrit dans toutes les formes quand il se montre de l'excitation : il est surtout précieux dirigé contre les insomnies qui épuisent nos malades. Les bromures alcalins sont utiles dans les cas de congestion encéphalique et leur succès contre les formes névropathiques ne sont plus à compter.

Le haschisch aurait, paraît-il, donné d'assez heureux résultats chez les hallucinés : son emploi, en pareil cas, ne nous a révélé aucune propriété utile.

Enfin, le traitement opiacé, sous toutes ses formes et particulièrement en injections hypodermiques de chlorhydrate de morphine, nous a donné quelques succès (obs. VIII et IX). Il tient encore la plus large place dans le traitement de la folie. Cette arme précieuse a été surtout dirigée chez nos ménopausiques contre les symptômes d'anémie cérébrale, et il semble que son emploi ait ramené dans la circulation du cerveau la pression qui manquait au fonctionnement de cet organe.

Paris. — A. PARENT, imprimeur de la Faculté de médecine, A. DAVY, successeur, 52, rue Madame et rue Monsieur-le-Prince, 14.

www.ingramcontent.com/pod-product-compliance
Ingram Content Group UK Ltd.
Pitfield, Milton Keynes, MK11 3LW, UK
UKHW020314220726
13923UKWH00003B/1138